Frauenärztliche Taschenbücher

Herausgeber: Thomas Römer, Andreas D. Ebert

Wolfgang Kühn, Jürgen Heinrich

Kolposkopie
in Klinik und Praxis

DE GRUYTER

Prof. Dr. med. Wolfgang Kühn
Charité Universitätsmedizin Berlin
Zytologie und Gynäkologische Morphologie
Charitéplatz 1
10117 Berlin

Prof. Dr. med. Jürgen Heinrich
Schabernack 1
18574 Garz/Rügen

Das Buch enthält 87 Abbildungen und 3 Tabellen.

Die Buchreihe *Frauenärztliche Taschenbücher* wurde von Prof. Dr. med. Wolfgang Straube, Rostock und Prof. Dr. Thomas Römer, Köln, gegründet.

ISBN 978-3-11-022958-5
e-ISBN 978-3-11-022959-2

Library of Congress Cataloging-in-Publication Data

Kühn, Wolfgang, 1946-
  Kolposkopie in Klinik und Praxis / by Wolfgang Kühn, Jürgen Heinrich.
    p. cm. -- (Frauenärztliche Taschenbücher)
  ISBN 978-3-11-022958-5 (acid-free paper)
 1. Colposcopy--Europe. 2. Cervix uteri--Cytology. 3. Cervix uteri--Diseases--
  Diagnosis. 4. Papillomaviruses. I. Heinrich, Jürgen, 1937- II. Title.
  RG107.5.C6K84 2011
  618.1'4--dc22
                                                                    2011004078

Bibliografische Information der Deutschen Nationalbibliothek

Die Deutsche Nationalbibliothek verzeichnet diese Publikation in der Deutschen Nationalbibliografie; detaillierte bibliografische Daten sind im Internet über http://dnb.d-nb.de abrufbar.

Projektplanung und -durchführung: Dr. Petra Kowalski
Projektmanagement: Simone Schneider
Herstellung: Marie-Rose Dobler
Gesamtherstellung: Druckhaus „Thomas Müntzer", Bad Langensalza

Vorwort

Die Kolposkopie als klinisch-diagnostische Methode ermöglicht mit einfachen Mitteln und geringem Zeitaufwand eine exzellente Diagnostik der physiologischen und pathologischen Veränderungen an Zervix, Vagina und Vulva. Es ist faszinierend, wie die binokulare Betrachtung unter optischer Vergrößerung die physiologischen, vielfach hormonell bedingten Veränderungen in der Prä- Peri- und Postmenopause erkennen lässt. Die Kolposkopie beschränkt sich hierbei nicht auf die Diagnostik von Präcancerosen oder frühen Krebserkrankungen des unteren Genitaltraktes, sondern ermöglicht in Verbindung mit zusätzlichen diagnostischen Methoden wie Zytologie, Bakteriologie, Virologie und gegebenenfalls Biopsie auch die Erkennung, Therapie und Kontrolle von entzündlichen und hormonell bedingten Erkrankungen.

Die Kolposkopie ist unverzichtbarer Bestandteil der gynäkologischen Facharztausbildung. Gynäkologinnen und Gynäkologen sollten unabhängig von einer Tätigkeit in Klinik oder Niederlassung über Basiskenntnisse verfügen und die Kolposkopie als festen Bestandteil jeder gynäkologischen insbesondere aber onkologischen Untersuchung nutzen. Grundkenntnisse der Anatomie und zu funktionellen Abläufen an der Zervix uteri bewahren sehr bald vor Fehleinschätzungen kolposkopischer Befunde, insbesondere dann, wenn regelmäßig auch gesunde Frauen untersucht werden.

Das vorliegende Taschenbuch ist als Einstiegshilfe für die im Krankenhaus tätigen Ärzte in Weiterbildung zum Facharzt und die in der ambulanten Praxis tätigen Kolleginnen und Kollegen gedacht. Dem Anfänger soll es beim Kolposkopieren helfen, die von ihm erhobenen Befunde systematisch einzuordnen und die richtigen Entscheidungen zu weiterführenden diagnostischen und therapeutischen Maßnahmen zu treffen.

Berlin, im Juli 2011   Wolfgang Kühn und Jürgen Heinrich

Inhalt

Abkürzungen

ACIS	Adenocarcinoma in situ
AG-CPC	Arbeitsgemeinschaft für Zervixpathologie und Kolposkopie
AGUS	Atypical glandular cells of undetermined significance
AIN	Anale intraepitheliale Neoplasie
AIM	Atypical immature metaplasia
ASCUS	Atypical squamous cells of unknown significance
AUC	Area under the curve
AWMF	Arbeitsgemeinschaft Wissenschaftlich-Medizinischer Fachverbände
CIN	Zervikale intraepitheliale Neoplasie
CT	Computertomographie
DGZ	Deutsche Gesellschaft für Zytologie
DGGG	Deutsche Gesellschaft für Gynäkologie und Geburtshilfe
DVI	Direkte visuelle Inspektion
ECC	Endozervikale Curettage (Zervixabrasio)
EFC	European Federation of Colposcopy
GBA	Gemeinsamer Bundesausschuss
HC-II-HPV-Test	Hybrid-capture-II-Human-Papilloma- virus Test
HGSIL/HSIL	High grade squamous intraepithelial lesion
HPV	Humane Papilloma Virus
hr-HPV	High-risk-HPV
IFCPC	International Federation of Cervical Pathology and Colposcopy
ISGYP	International Society of Gynecological Pathologists
ISSVD	International Society for the Study of Vulvar Diseases
LBC	Dünnschichtzytologie
LGSIL/LSIL	Low grade squamous intraepithelial lesion
LLETZ	Large Loop Excision of the Transformation Zone

LOE	Oxford Level of Evidence
MRT	Magnetresonanztomographie
Pap Test	Papanicolaou Zelltest (Münchener Nomenklatur)
PDT	Photodynamische Therapie
PSA	Panoramaschichtaufnahme
PZG	Plattenepithel-Zylinderepithel-Grenze
ROC	Receiver operating curves
SCJ	Squamocolumnare junction
SERS	Surface Enhanced Raman Spectroscopy
T-Zone	Transformationszone
VAIN	Vaginale intraepitheliale Neoplasie
VIN	Vulväre intraepitheliale Neoplasie

1. Einführung

Im Jahre 1924 erteilte Otto von Franqué in Hamburg seinem Oberarzt Hans Hinselmann den Auftrag, die als roter Fleck (Erythroplakie) bekannten sichtbaren Veränderungen an der Portio uteri näher zu untersuchen. Hinselmann nutzte ein Mikroskop der Firma Leitz und betrachtete die Epithelveränderungen unter optischer Vergrößerung, beschrieb diese und entnahm eine Vielzahl von Gewebeproben. Im Ergebnis des Vergleichs seiner morphologischen Untersuchungen mit den optischen Bildern der Ektozervix gelang es die unverhältnismäßig große Zahl von Probeexzisionen bei Erythroplakie um 90 % zu senken. Diese Aufgabenstellung hat bis in die Gegenwart nichts an Aktualität eingebüßt.

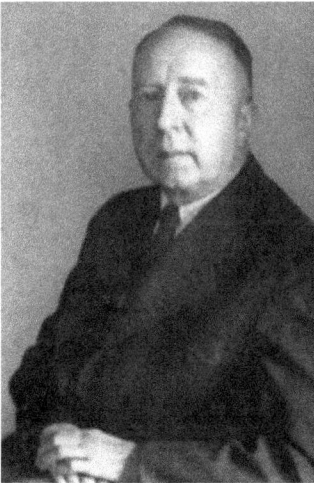

Abb. 1: Hans Hinselmann (1884–1956).

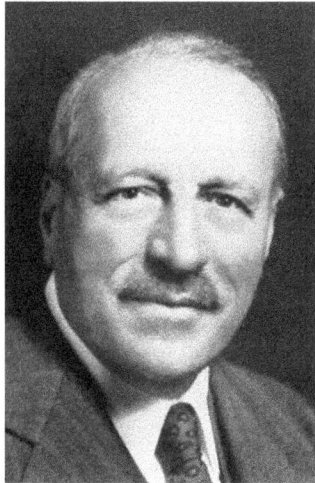

Abb. 2: George N. Papanicolaou (1883–1962).

1925 veröffentlichte Hinselmann seine Ergebnisse und klassifi-
zierte die von ihm beschriebenen Epithelveränderungen. Hinselmann war es auch, der den Metaplasiebegriff prägte und 1938
die Essigprobe und die von Schiller empfohlene Jodprobe als „er-
weiterte Kolposkopie" in die Praxis einführte.

Nach der Entwicklung der Krebsdiagnostik aus einzelnen Zellen eines Abstriches von der Zervix uteri durch Babes und Daniel
1927, war es George N. Papanicolaou, der 1928 die Zytologie
als Screening-Methode in die Krebsvorsorge eingeführt hatte.

Hinselmann erkannte frühzeitig, dass die sehr sensitive Kolposkopie gemeinsam mit der Zytologie und ihrer höheren Spezifität
Methoden sind, die sich in der Diagnostik der Vor- und Frühstadi-
en des Zervixkarzinoms ergänzen. Bis zur Einführung der Videokolposkopie 1956 ist Hinselmann der Weiterentwicklung der Methode verbunden geblieben.

Die Aufklärung der virusassoziierten molekularen Onkogenese
des Zervixkarzinoms und die daraus entwickelte primäre Präven-
tion (Impfung) durch Harald zur Hausen und seine Mitarbeiter

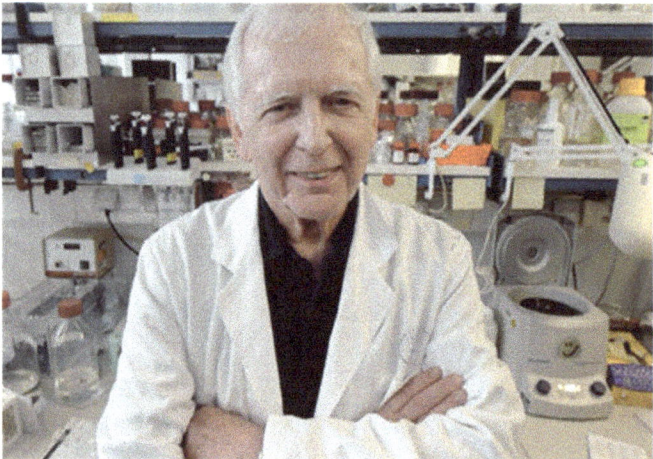

Abb. 3: Harald zur Hausen (Nobelpreisträger Medizin 2007).

am Heidelberger Krebsforschungsinstitut wurde 2007 mit dem Nobelpreis für Medizin gewürdigt.

Die HPV-Debatte hat zu einer Aufwertung der Kolposkopie geführt. Jede nachgewiesene HPV-Infektion mit einem Hochrisikovirus stellt die Fragen nach dem Vorhandensein, der Lokalisation, Ausdehnung und dem Schweregrad einer Läsion. Diese Fragen können allein durch die Kolposkopie beantwortet werden.

Mit zunehmender Verbreitung der Zytologie kam es zu einer Verdrängung der Kolposkopie, die bis in die Gegenwart nicht vollständig überwunden ist. Ausgehend von den USA verbreitete sich die Methode wieder in Westeuropa.

In Deutschland vertritt die AG-CPC, eine Sektion der Deutschen Gesellschaft für Gynäkologie und Geburtshilfe, die Interessen der Kolposkopie (www.ag-cpc.de). Gegenwärtig sind 31 europäische Fachgesellschaften für Kolposkopie in der European Federation of Colposcopy (www.efc.com) und Länder aller Kontinente in der International Federation of Cervical Pathology and Colposcopy (www.ifcpc.org) organisiert. Diese breite Aufstellung veranschaulicht den internationalen Stellenwert der Kolposkopie für die Diagnostik von Epithelveränderungen des unteren Genitaltraktes. Sie macht aber gleichzeitig die notwendigen Kompromisse deutlich, die auf dem Weg zu allgemein verbindlichen Klassifikationen und Empfehlungen einzugehen sind.

Merke: Kolposkopie, Zytologie, HPV-Diagnostik und Histologie sind Methoden der Zervixdiagnostik, die sich gegenseitig ergänzen.

2. Aufgaben der Kolposkopie

Wichtigste Aufgabe der Kolposkopie ist die **Früherkennung präinvasiver und invasiver Epithelveränderungen** des unteren Genitaltraktes. Ursprünglich für die Zervix uteri entwickelt, wird die Methode heute für die Diagnostik an Vulva, Vagina und Perianalregion, aber auch bei unklaren Effloreszenzen an der Mamille oder am Penis empfohlen. Während die Inzidenz des Zervixkarzinoms durch Screening und Impfung immer mehr zurückgedrängt wird, nimmt die Zahl der Vulvakarzinome auch bei jungen Frauen zu. Die Kolposkopie wird für das **Zervixscreening** nicht empfohlen. Obwohl die Kombination der sehr sensitiven Kolposkopie mit der spezifischen Zytologie Vorteile bietet, ist unter Berücksichtigung der Kosten-Nutzen-Bilanz nur die Zytologie für das primäre Screening empfohlen. Dagegen ist die Kolposkopie bei allen unklaren und abnormen Zellbefunden entsprechend einer Empfehlung der Deutschen Gesellschaft für Zytologie (Münchener Nomenklatur II) der obligate nächste Schritt einer Abklärung. Das in Deutschland empfohlene zytologische Zervixscreening wird mit der Entwicklung praktikabler HPV-Teste zunehmend hinterfragt. Ein HPV-Screening mit verlängerten Kontrollintervallen (3–5 Jahre) ist Thema nationaler und internationaler Studien. Die überlegene Sensitivität bietet einerseits höhere CIN-Erfassungsraten, wird aber andererseits mit einer viel zu hohen Zahl falsch-positiver Verdachtsfälle erkauft. Zum gegenwärtigen Zeitpunkt erscheint ein primäres HPV-Screening für Frauen im Alter >30 Jahre eine mögliche Option. Bei negativem Ausfall des HPV-Testes könnten die Screeningintervalle verlängert werden.

Abbildung 4 zeigt ein mögliches Konzept für ein zukünftig modifiziertes Zytologiescreening unter Nutzung nachgewiesener Kolposkopiekompetenz (Diplom) und zertifizierter Dysplasiesprechstunden (www.dysplasiezentren.de).

jährliche Zytologie
≥ 3 J. Kohabitarche, spätestens ab 18 J.

Zytologie und HC II-HPV > 30 Jahre

Zytologie
≥ Pap III D (II w, II k)

Zytologie neg. HPV neg.	Zytologie pos. HPV neg.	Zytologie neg. HPV pos.	Zytologie pos. HPV pos.

Studie
Zytologie und
HPV Kontrolle
alle 3 Jahre

Differenzialkolposkopie (Kolposkopiediplom)

Abstrichentnahme unter kolposkopischer Sicht

Pap I/II	Pap III	Pap IIID/IVA	Pap IVB/V

Dysplasiesprechstunde (Zertifikat)

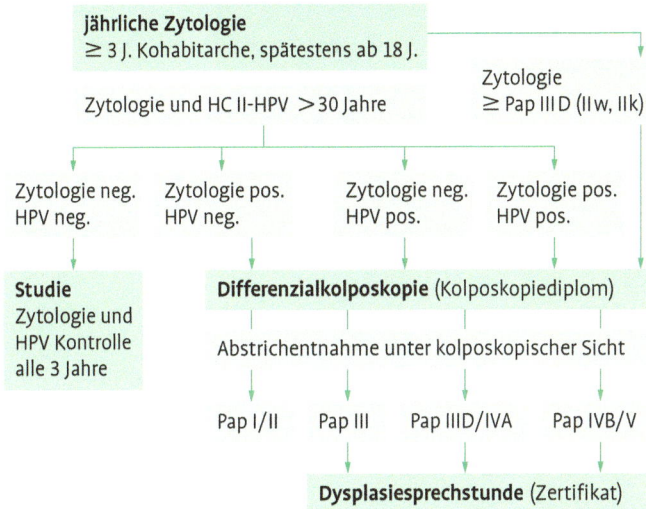

Abb. 4: Studienkonzept für ein zukünftig modifiziertes Zervix-Screening (unter Berücksichtigung der Vorgaben der EFC zur Kolposkopiequalifikation und Zertifizierung von Dysplasiesprechstunden, J. Heinrich und P. Schomann).

Merke: Empfehlungen zu Screeningintervallen ändern nichts an der Forderung nach einer jährlichen gynäkologischen Untersuchung, die auf alle Tumorentitäten gerichtet sein muss.

Neben der Früherfassung der Vor- und Frühstadien eines Karzinoms im einsehbaren unteren Genitaltrakt der Frau ist die Kolposkopie für die Therapie und Nachsorge unverzichtbar.

Die **Funktionskolposkopie** hat an Bedeutung verloren. Endokrine Funktionsstörungen werden durch moderne Labormethoden erfasst. Allerdings sind Kenntnisse zu den Veränderungen an der PZG unter Hormoneinfluss (hormonale Kontrazeption) oder in der Schwangerschaft für die Differenzialkolposkopie unerlässlich. Gestagene fördern die Ektropionierung und Metaplasie. Östrogene bewirken eine verstärkte Vaskularisation und Proliferation des

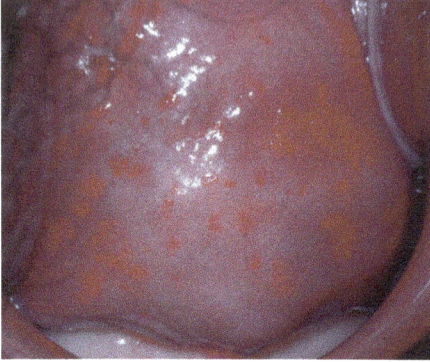

Abb. 5: Fleckförmige (makuläre) Entzündung des Plattenepithels der Portio und Vagina.

Epithels und machen den Zervixschleim transparenter. Diese Vorgänge unterstützen eine kolposkopische Untersuchung um den Ovulationstermin. Bei unzureichender Kolposkopie, z. B. in Folge einer Atrophie oder Entzündung, empfiehlt sich eine lokale Östriolgabe (Aufhellungsbehandlung). Die Kontrollkolposkopie sollte 5–7 Tage nach dem Absetzen der topischen Therapie erfolgen.

Die Kenntnis der **Epithelveränderungen bei Infektionen an Portio, Vulva und Vagina** ist für die Differenzialkolposkopie von Vorteil, um eine gezielte Therapie einzuleiten und deren Erfolg frühzeitiger zu erkennen.

Merke: Der Anfänger sollte unter allen physiologischen Bedingungen (Pubertät, Schwangerschaft, Menopause) und exogenen Einflüssen (Hormone, Intrauterinpessar u. a.) kolposkopieren, da nur auf dieser Grundlage eine Differenzialkolposkopie abnormer Befunde möglich ist.

Die **Kolposkopie als wissenschaftliche Methode** wird gegenwärtig zu wenig genutzt.

Zukünftige technische Entwicklungen und konservative CIN-Therapien erfordern Verlaufskontrollen, deren Evidenz nachgewiesen werden muss. In diesem Zusammenhang kann die Kolposkopie einen unverzichtbaren Beitrag leisten.

3. Anatomie der Portio und Zervix uteri und der Transformationszone

Die Plattenepithel-Zylinderepithel-Grenze (PZG, squamocolumnare junction/SCJ) ist mit der Transformationszone (T-Zone) nicht identisch. Sie ist bereits intrauterin angelegt und angeboren. In der späten Fetalphase bedeckt das originäre Zylinderepithel der Müller'schen Gänge die Uterushöhle und stülpt sich bis in den Zervixkanal aus. Hier bekommt es Kontakt mit dem Plattenepithel der Vagina, das sich vom Urogenitalsinus ableitet. Die Grenze zwischen den Epithelarten ist die PZG. Nahe dem Geburtstermin liegt sie an der Ektozervix (originale oder congenitale PZG). Je nach Ausmaß der intrauterin abgelaufenen, vom unteren Drittel der Vagina ausgehenden plattenepithelialen Überhäutung der Scheide ist die originale PZG mehr oder weniger stark ektropioniert. Im Extremfall dehnt sie sich bis in das Vaginalgewölbe aus. Nach einer vor >30 Jahren in einigen Ländern üblichen Diethylstilboestrolgabe (DES) an die Mütter kann sie sogar in der kindlichen Scheide lokalisiert sein mit dem Risiko, dass sich bereits in frühem Erwachsenenalter ein Adenokarzinom, meistens ein hellzelliges Adenokarzinom, entwickelt. Mädchen vor der Pubertät weisen in knapp 50 % eine deutliche Ektropionierung der Zervixschleimhaut auf. Durch das Uteruswachstum in der Pubertät kommt es unter Östrogenen zu einem Ausstülpen (nicht Wachstum) der Zervixschleimhaut auf die Portio; die PZG verändert sich hierbei nicht. Bei den meisten Mädchen unter 20 Jahren findet sich hierbei eine deutliche Ektopie, d. h. ein vielfach tief rot erscheinendes zervikales Drüsenfeld auf der Ektozervix, das früher fälschlicherweise als Erosio bezeichnet worden war (s. a. Abb. 40).

Durch Gestagene (u. a. Pille) kann die Ektopie verstärkt werden. Kolposkopisch finden sich weintraubenähnliche, papilläre Exkreszensen und histologisch im Stroma des Drüsenfeldes zahlreiche Lymphozyten. Die Ektopie ist gegenüber äußeren Einflüssen wenig resistent (u. a. Kontaktblutungen; humane Papillomviren).

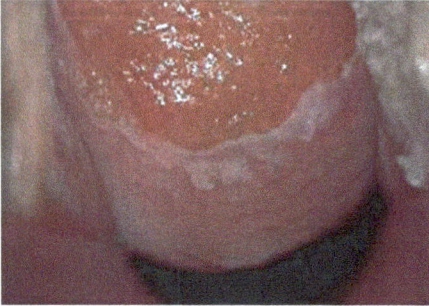

Abb. 6: Ektropionierung der Zervixschleimhaut einer jungen Frau mit Zylinderepithel, klinisch als roter Fleck imponierend. An der PZG der hinteren Muttermundslippe beginnende metaplastische Umwandlung des Zylinderepithels.

Erst im Verlauf des weiteren Lebens verändert sich die PZG, beeinflusst durch Lebensalter, ph-Wert der Vagina, Steroidhormone, Pille, Schwangerschaft, Östrogene und Pessare. Diese neu gebildete Grenzzone wird physiologische oder funktionelle PZG genannt. Die Fläche zwischen der congenitalen und funktionellen PZG stellt die T-Zone dar. Sie ist ca. 2–6 mm breit und wird im Lauf des Lebens durch metaplastische Vorgänge und Überhäutung durch reifes Plattenepithel beeinflusst.

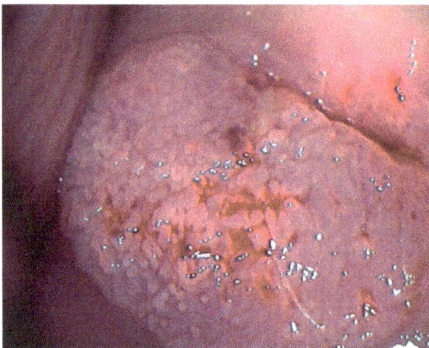

Abb. 7: Träubchenähnliche Strukturen der Zervixschleimhaut in der stärkeren kolposkopischen Vergrößerung.

Der Zervixkanal bildet einen elliptischen Hohlraum von 25 bis 30 mm Länge mit einem Durchmesser von max. 8 mm in der Breite. Die schleimproduzierende Zervixmucosa mit ihren Krypten und Zylinderepithelzellen bildet longitudinale Falten, die sich palmwedelartig verzweigen (plicae palmatae). Die Krypten reichen mit einer Tiefe von 5−7 mm nicht über das innere Drittel der muskulo-fibrösen Zervixwand hinaus. In der äußeren Zervixwand liegen die rudimentären Wolf'schen Gänge, die histologisch nur am Operationspräparat der gesamten Zervix nachgewiesen werden können. Sie sind lediglich für sehr seltene Karzinomtypen von Bedeutung. Für die zytologische und kolposkopische Diagnostik spielen sie ebenso wie die muskulären und fibrösen Zervixwandanteile keine Rolle.

Das aus Metaplasie entstandene Plattenepithel an der T-Zone kann nach kompletter Ausreifung weder kolposkopisch noch histologisch von dem originären glykogenhaltigen Plattenepithel la-

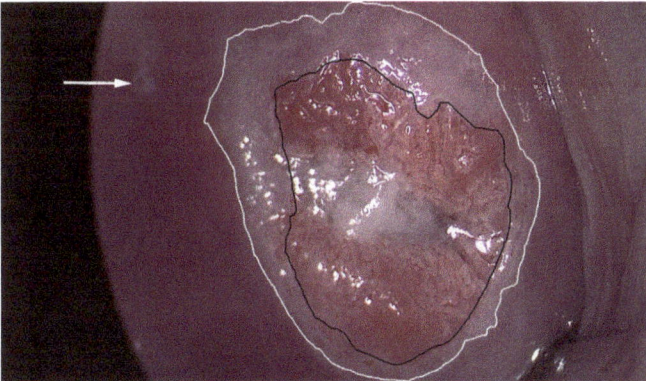

Abb. 8: Ektozervix einer jungen Frau mit physiologischen anatomischen Epithelveränderungen. Weiße Umrandung: Congenitale PZG. Schwarze Umrandung: Adulte PZG. Innerhalb der T-Zone metaplastisches Epithel und zahlreiche Kryptenöffnungen. Im Bild oben links bei 10 Uhr Kryptenöffnung (Pfeil) als Hinweis, dass die congenitale PZG ursprünglich noch weiter lateral lag.

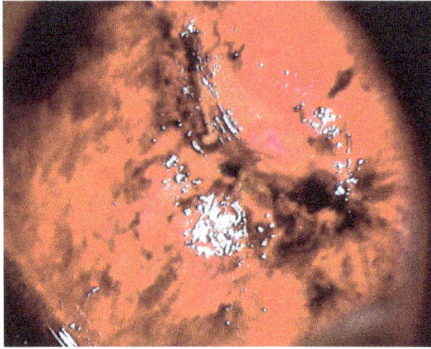

Abb. 9: Portio mit großer jodheller T-Zone und einzelnen Flecken eines vollständig ausgereiften deutlich jodpositiven Plattenepithels.

teral der congenitalen PZG unterschieden werden. Vielfach kann man allerdings makroskopisch, besser kolposkopisch über indirekte Zeichen auf die abgelaufenen Umbauvorgänge und die congenitale PZG schließen. Nicht selten finden sich dann noch nicht verschlossene Ausführungsgänge der Krypten, Ovula Nabothi und immer wieder inmitten von glykogenfreien, jodnegativen Metaplasiearealen, Inseln eines jodpositiven ausgereiften Plattenepithels. Auch der umgekehrte Vorgang mit jodhellen Metaplasieherden innerhalb eines ausgereiften Plattenepithels ist zu beobachten.

Die rasch ablaufenden Umbauvorgänge an der Portio mit Proliferation, Ausreifung und Desquamation des Epithels und die

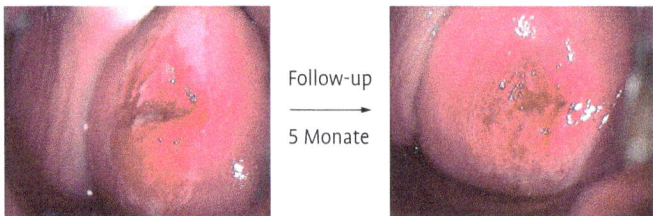

Follow-up
———————▶
5 Monate

Abb. 10: Prämenopausale Frau mit breiter T-Zone, insbesondere an der vorderen MML bei 1 Uhr mit zart essigweißem metaplastischem Epithel. Nach 5 Monaten Ausreifung des metaplastischen Epithels zu reifem Plattenepithel.

komplette Erneuerung der Zellpopulation innerhalb von nur wenigen Tagen unter physiologischen Bedingungen führen dazu, dass sich das kolposkopische Bild innerhalb kürzester Zeit verändern kann.

In der frühen Postmenopause findet sich als Zeichen einer beginnenden Atrophie mit nur wenigen glykogenhaltigen Zellen ein nur schwach jodpositives bzw. jodgelbes Epithel. Nach komplett erloschener Hormonproduktion in den späteren Lebensjahren bleiben Portio- und Vaginalepithel hingegen ungefärbt. Die Jodprobe eignet sich damit ebenso wie die Zytologie, in der der Anteil der ausgereiften Zellen gegenüber den weniger reifen den Proliferationsgrad ausmacht, als grob orientierende Methode zur Feststellung der ovariellen Funktion. Die früher abgelaufenen Umbauvorgänge an der T-Zone sind in der Postmenopause hingegen vielfach erst nach einer Östrogenaufhellung und anschließender Kontrollkolposkopie erkennbar. Der Effekt ist bereits nach drei Tagen einer östrogenhaltigen Creme bzw. Suppositorien sichtbar; in dieser Zeit baut sich das atrophische Epithel komplett bis zu den obersten glykogenhaltigen Intermediär- und Superfizialzellen auf. Nach Spreizen des Zervixkanals wird dann auch die vielfach weit in den Zervixkanal verschobene adulte PZG erkennbar (kolposkopisch T2, eventuell T3-Zone).

Histologisch weist die T-Zone bei der prämenopausalen Frau vielfach kein ausgereiftes, glykogenhaltiges Plattenepithel, son-

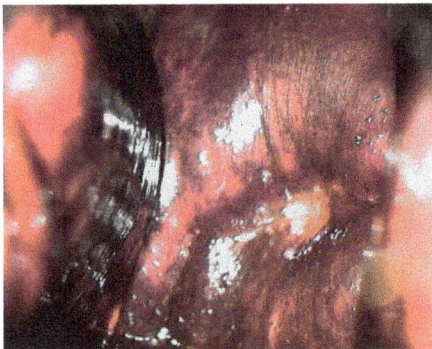

Abb. 11: Schwach jodpositive Portio einer 53-jährigen, postmenopausalen Frau.

dern ein unreifes Metaplasieepithel auf. Im gezielten zytologischen Abstrich von der T-Zone finden sich dann neben Plattenepithel- und Zylinderepithelzellen Metaplasiezellen. In der Postmenopause sind hingegen häufig keine Zylinderepithelzellen nachweisbar. In diesen Fällen dokumentiert der Nachweis von Metaplasiezellen eine korrekte Abstrichtechnik.

Histologisch findet sich an der funktionellen SCJ eine vierte Zellart, die Reservezellen. Sie liegen noch über der Basalmembran unmittelbar unter den Zylinderepithelzellen (subcolumnar) (Abb. 12a) und können sich zu einem metaplastischen Epithel weiterentwickeln (Abb. 12b).

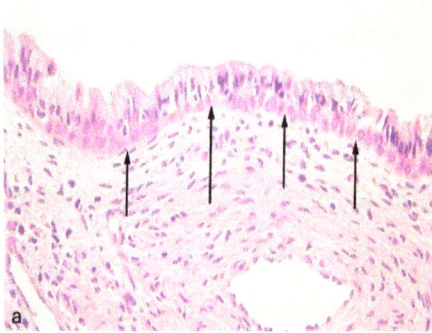

Abb. 12a: Bandförmig aufgereiht Reservezellen mit kleinen Kernen (→) unter dem Zylinderepithel.

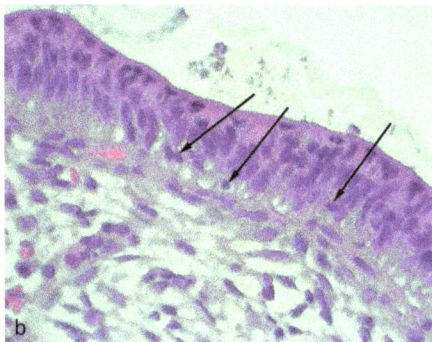

Abb. 12b: Von Reservezellen an der Basis des Zylinderepithels (→) ausgehende Metaplasiezone an der PZG.

Bei einer Vermehrung von Reservezellen liegt eine Reservezellhyperplasie vor, die auch zytologisch erkannt werden kann, allerdings schwer von einem kleinzelligen carcinoma in situ unterschieden werden kann. Reservezellen sind für die Entwicklung der Zylinderepithelzellen und Metaplasiezellen und deren spätere Ausreifung an der PZG verantwortlich. Es handelt sich damit um pluripotente Zellen, die sogar eine neuroendokrine Potenz aufweisen können und damit der Ausgangspunkt von neuroendokrinen Zervixkarzinomen sein können. Nicht selten findet man auch in Plattenepithelkarzinomen einzelne neuroendokrine Zellkompartimente. Der Nachweis derartiger Zellkomplexe in malignen Tumoren erfolgt immunhistologisch mittels neuroendokriner Marker wie neuronenspezifische Enolase und Synaptophysin.

Bei der gesunden prämenopausalen Frau reift das unreife metaplastische Epithel zu einem reifen Metaplasieepithel aus. Die Weiterentwicklung zu Plattenepithel erfolgt dann über eine Maturation zu glykogenhaltigen Intermediärzellen und Superfizialzellen. Kolposkopisch lassen sich diese Umbauvorgänge leicht erkennen. Das primär zart essigweiße Metaplasieepithel verschwindet nach wenigen Monaten; die Jodprobe wird zunehmend jodpositiv. Im späten komplett ausgereiften Stadium ist das aus Metaplasiezellen neu gebildete Plattenepithel weder histologisch noch kolposkopisch von dem originären Plattenepithel lateral der congenitalen PZG zu unterscheiden.

Neben der Metaplasie gibt es eine zweite Form der Zelldifferenzierung. Im Verlauf der Ausdifferenzierung von Reservezellen zu Zylinder- und Metaplasieepithel und Proliferation zu Plattenepithel werden die Zylinderepithelzellen verdrängt und nach oben abgestoßen. Dieser Vorgang heißt Epithelisation und ist auch kolposkopisch mit zungenförmiger Abhebung einer flachen Zellschicht gut erkennbar.

Im letzten Stadium der Ausreifung von früherem Metaplasieepithel zu Plattenepithel, die auch molekular mit einer veränderten Expression von Zytokeratinen einhergeht, können die beiden Zellarten histologisch und kolposkopisch nicht mehr von originärem Plattenepithel unterschieden werden. Lediglich über kolposkopisch erkennbare Zeichen kann auf die abgelaufenen Umbauvor-

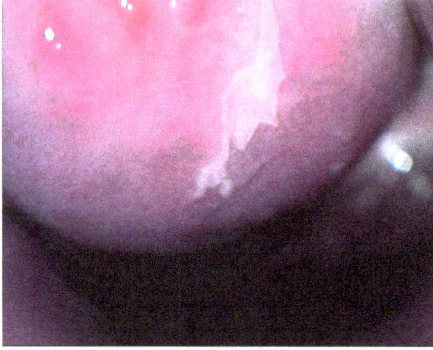

Abb. 13: Zungenförmige Abstoßung des Zylinderepithels an der hinteren Muttermundslippe zwischen 5 und 6 Uhr (histologisch: Epithelisation).

gänge und die congenitale PZG geschlossen werden. Dies sind meistens die Ausführungsgänge der Krypten, die durch Lücken im Plattenepithel austreten.

In späterem Verlauf überhäuten sich die Kryptenöffnungen durch metaplastisches oder ausgereiftes Plattenepithel. Die Ausführungsgänge werden damit verschlossen, so dass es zu harmlosen Retentionszyten (Ovula Nabothi) kommen kann, die die T-Zone buckelartig vorwölben. Histologisch flachen sich innerhalb der zystisch dilatierten Krypten die Zylinderepithezellen als Folge der Druckatrophie ab. Das darüber gelegene Plattenepithel an

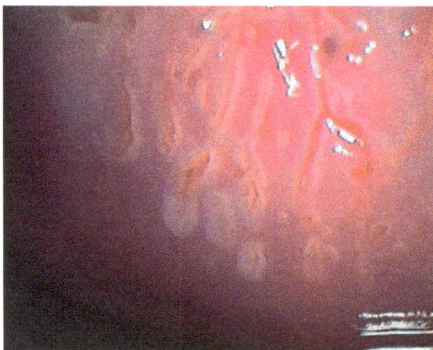

Abb. 14: Stark vergrößerte Kryptenöffnungen mit zentral rotem Zylinderepithel und zart essigweißem, metaplastischem Rand.

der Oberfläche wird ebenfalls dünner, sodass kolposkopisch die im fibrösen Stroma gelegenen Blutgefäße gut zur Darstellung kommen.

4. Pathogenese des Zervixkarzinoms und seiner Vorstufen

Die HPV-Infektion erfolgt an Zellen der funktionellen PZG, wahrscheinlich an den subcolumnaren Reservezellen. Es gibt mehr als 100 verschiedene Papillomvirustypen, onkogene und nicht onkogene. Die Typen 16 und 18 sind die bedeutendsten in der Ätiogenese des Zervixkarzinoms. Die juvenile ektropionierte PZG ist hierbei gegenüber viralen Infektionen ungeschützt. Die Durchseuchungsrate ist hierdurch bei jungen Frauen hoch. Die Infektion breitet sich von den Reservezellen auf die unreifen Metaplasiezellen aus. Die typische Ausreifung zu reifen Metaplasiezellen und später ausgereiftem glykogenhaltigem Plattenepithel bleibt dann aus (sog. Arrest). Es resultiert eine episomale Virusinfektion, d. h. Vorliegen von viraler HPV-DNA im menschlichen Zellkern ohne Integration in das menschliche Genom. In den meisten Fällen bleibt die Infektion episomal oder heilt durch eine Reaktion des zellulären Immunsystems (zytotoxische T-Zellen) aus. Gelegentlich kommt es, vielfach allerdings erst nach Jahren bzw. Jahrzehnten zu einer Integration von HPV-Onkogenen (E6- und E7-Proteine). Diese führen dann zu einem beschleunigten Abbau (Degradation) von zwei wichtigen Tumorsupressor-Genen (p53- und Retinoblastom-Gen (Rb)). p53 blockiert hierbei den Zellzyklus, so dass die DNA-Reparatur nur noch unzureichend durchgeführt wird. Es resultiert eine Stimulation der Proliferation der Keratinozyten, eine Verzögerung der Zelldifferenzierung und Initiierung eines dysplastischen Prozesses und eventuell eine Immortalisation von Zellen. Morphologisch finden sich in zytologischen Abstrichen Koilozyten, Verhornungsstörungen, „spindel cells", keratin bodies, leichtere Atypien und selten Mitosen.

Die Kolposkopie der HPV-assoziierten Veränderung an der T-Zone zeigt hierbei eine rasch eintretende, verstärkte und auch verzögert anhaltende Weißfärbung durch die Essigsäureprobe. Der subjektive Eindruck des Grades und der Dynamik der Weiß-

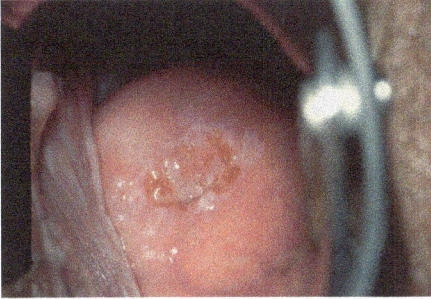

Abb. 15: Essigweißes Epithel im Bereich der T-Zone mit Weißfärbung nach 20 sec (Punctum maximum bei 1–2 Uhr). Histologie: Metaplasie. HPV-Test negativ.

färbung kann dem Experten einen Rückschluss gestatten, ob es sich lediglich um ein weißgefärbtes metaplastisches Epithel oder bereits um ein HPV-infiziertes handelt. Diese Aussage weist allerdings keine Evidenz auf. Das gleiche gilt für die CIN I. Sie unterscheidet sich kolposkopisch mit „minor changes" nicht oder nur wenig von einem metaplastischen bzw. einem HPV-infizierten Epithel.

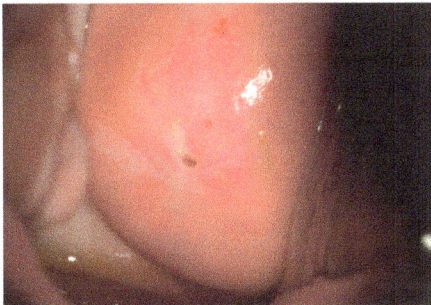

Abb. 16: Essigweißes Epithel im Bereich der T-Zone mit Weißfärbung nach 2 sec. (Punctum maximum mit zungenförmigen Ausläufern bei 9 und 12 Uhr). Histologie: CIN I. HPV-Typ 16 positiv.

Die Histologie der HPV-Infektion ist durch lediglich diskrete morphologische Kriterien gekennzeichnet, meistens eine Verbreiterung der Basalzellschicht (Basalzellhyperplasie) und/oder Koilozyten in den oberen Zelllagen bzw. Einzelzellverhornungen. Kolposkopisch ist sie nicht mit ausreichender Sicherheit von den physiologischen Umbauprozessen mit den Metaplasiezonen an der T-Zone zu unterscheiden. Allenfalls eine rasch und intensiv eintretende Weißfärbung ist ein Hinweis für eine HPV-Infektion.

Die Weißfärbung am metaplastischen und insbesondere dysplastischen Epithel gegenüber dem ausgereiften und gesunden Plattenepithel wird durch eine Dehydratation der Zellen und Koagulation der Kernproteine durch die Essigsäure erklärt. Hinzu kommt eine erhöhte Zell- und Kerndichte (vermehrt Zellen/Fläche); an den Zellen und Kernen bricht sich hierbei das einfallende Licht. Es wird reflektiert, so dass die rötlichen Gefäße im bindegewebigen Stroma nicht durchschimmern können, während es in reifem Plattenepithel mit seinen weit auseinander liegenden Zellen und Kernen (geringe Kerndichte) absorbiert wird. Kolposkopisch imponiert eine blasse, farblose und undurchsichtige, d. h. opake Schleimhaut. Bei einer Verhornung erscheint das Epithel hingegen heller, bei stärkerer Hornschicht weiß wie die Haut. Die Essigsäureprobe fällt dann negativ aus.

Bei einer Punktierung des Plattenepithels bei ausgeprägt metaplastischen bzw. dysplastischen Prozessen finden sich histologisch elongierte Stromapapillen. Die Blutgefäße mit ihrem zuführenden und abführenden Schenkel schimmern hierbei durch dünne Lücken im Plattenepithel durch. Dieses Phänomen wird allerdings fast immer nur nach Essigsäureanwendung sichtbar. Eine weiter zunehmende Kernaktivität und ein zunehmender nuklearer DNA-Gehalt, wie er für eine höhergradige Dysplasie typisch ist, führen hierbei zu einer rasch und intensiv einsetzenden Weißfärbung, die auch erst nach einem längeren Zeitintervall wieder abklingt. Kommt eine Stauung des Blutes in den Kapillaren der Stromapapillen hinzu, wird kolposkopisch aus einer zarten Punktierung (minor change) eine grobe (major change).

Ein Mosaik kommt durch unterhalb und parallel der Basalmembranen des Plattenepithels verlaufende Gefäße zustande, die zu-

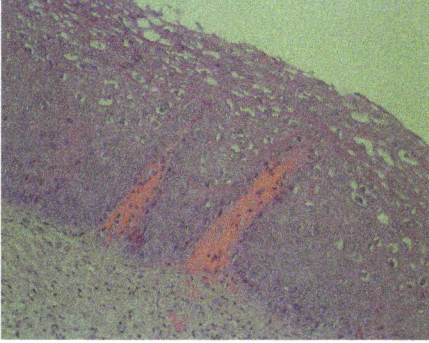

Abb. 17: CIN I mit elongierten kapillarführenden Stromapapillen (kolposkopisch feine Punktierung).

sätzlich zu den elongierten Stromapapillen führen (s. Abb. 54). Morphometrisch nach Vermessung der Kapillaren mittels einer CD 31-Färbung, die die Gefäßendothelzellen markiert, nimmt die Gefäßdichte im Stroma mit zunehmendem CIN-Grad zu. Kolposkopisch kommt es hierdurch zu einem groben Mosaik (major change).

Molekular liegt bei einem HPV-infizierten (abnormem) Epithel und bei der CIN I die HPV-DNA meistens in episomaler Form vor, während sie bei der CIN III überwiegend integriert ist. Die CIN II ist teils mit episomaler, teils integrierter HPV-DNA vergesellschaftet, während bei einer CIN III bzw. beim invasiven Zervixkarzinom fast ausschließlich eine Integration vorliegt.

Die Nachweisverfahren zur Integration der Virus-DNA sind nur über die „real time PCR" oder „southern blot" -Methode möglich. Es handelt sich hierbei um sehr aufwändige und für die klinische Routine nicht geeignete Verfahren.

Der Nachweis des HPV-Hüllproteins L1, ein Strukturprotein des viralen Genoms, spricht gegen eine langwierige Persistenz des Virus. Der immunzytologische Nachweis kann klinisch genutzt werden. Kolposkopisch sind „minor changes" zu erwarten.

Das p16-Gen ist ein Suppressor-Onkogen, es wird bei einer HPV-Infektion als Ausdruck einer Schutzreaktion gegenüber den von den HPV-Onkogenen (E6 und E7) vermittelten verstärkten Wachstumsimpulsen hochreguliert. P16 liegt in Tumorzellen allerdings in mutierter und damit funktionsloser Form vor. Damit kann

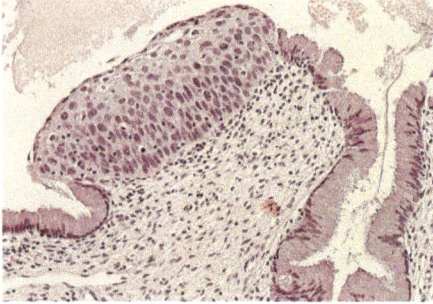

Abb. 18: CIN II (HE-Färbung). Kolposkopie: Intensiv essigweißes, erhabenes Epithel auf der Kuppe einer Zervixpapille.

es seine Schutzfunktion nicht mehr ausüben. Reaktiv wird jetzt vermehrt p16 gebildet und damit überexprimiert. Der Nachweis p16-positiver Zellen in der Zytologie (Immunzytologie) und Histologie (Immunhistologie) spricht bei einem Pap IIID in der Zyto-

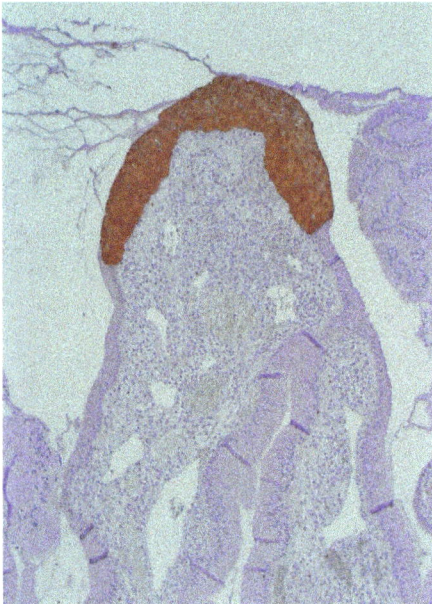

Abb. 19: High-grade CIN (p16-Färbung).

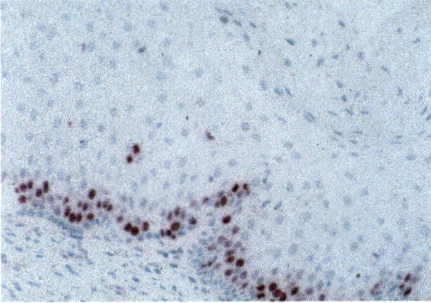

Abb. 20: Unauffälliges Plattenepithel mit Ki-67-positiven Zellen in den Parabasalzellschicht.

logie und histologisch leichter bis mittelschwerer Dysplasie oder atypischer unreifer metaplastischer Zellen (atypisch unreife Metaplasie; AIM) für eine Progressionstendenz und damit für ein Risiko einer höhergradigen CIN.

Kolposkopisch finden sich dann die typischen Zeichen von „major changes". Die Überexpression von p16 hat einen Rückgang der Expression von L1 zur Folge.

Das Ki-67 Antigen ist ein Antigen, das in proliferierenden Zellen der aktiven Phasen des Zellzyklus exprimiert wird. Beim originären Plattenepithel findet es sich lediglich in den Parabasalzellen, während es bei der höhergradigen CIN auch in den mittleren und oberen Zelllagen nachgewiesen werden kann. Auch in der Zytologie gelangt diese Methode zur Anwendung, insbesondere bei zytologisch unklaren Befunden kann der Nachweis Ki-67-po-

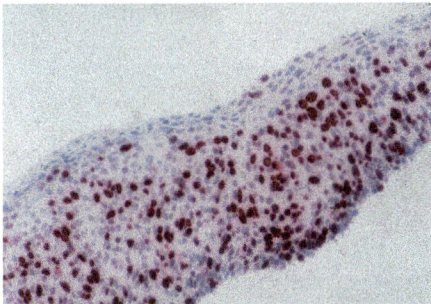

Abb. 21: CIN II mit Ki-67-positiven Zellen im unteren und mittleren Drittel des Plattenepithels.

sitiver Zellen für die Dignitätseinschätzung hilfreich sein. Kolposkopisch weisen histologische Befunde mit Ki-67-positiven Zellen, die das Epithel komplett oder subkomplett durchsetzen, meistens „major changes" auf.

5. Histologie der HPV-Infektion, der intraepithelialen Neoplasien und Karzinome des unteren Genitaltraktes

Die ektropionierte Zervixschleimhaut junger Mädchen ist äußeren Einflüssen wie Traumata und Infektionen, insbesondere humanen Papillomviren ungeschützt ausgesetzt. Dies erklärt den hohen Verbreitungsgrad dieser Infektion unter jungen Frauen. Die funktionelle PZG ist hierbei sowohl als Entstehungsort für eine Infektion als auch für die zytologische und kolposkopische Diagnostik der CIN und des Zervixkarzinoms die Zone des höchsten Interesses.

Die CIN breitet sich üblicherweise von der funktionellen PZG aus zentrifugal Richtung Ektozervix, bzw. congenitaler PZG aus. Gelegentlich kann sie bis in das Vaginalgewölbe reichen. Der Schweregrad der Dysplasie nimmt hingegen von zentral nach lateral bis auf gelegentliche Ausnahmen ab.

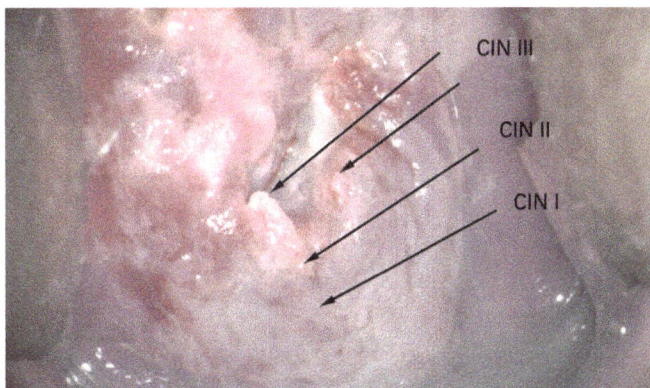

Abb. 22: Unterschiedliche CIN-Grade an einer breiten T-Zone (kolposkopisch ridge-sign an der funktionellen PZG, hier histologisch CIN III).

Histologisch ist die CIN I durch Atypien und/oder Mitosen im unteren Drittel des Epithels charakterisiert, während bei der CIN II bzw. CIN III derartige Zellveränderungen zusätzlich im mittleren bzw. auch oberen Drittel auftreten.

Bei postmenopausalen Frauen mit einer Atrophie des Plattenepithels, das nicht mehr die typische Schichtung mit Intermediär- und Superfizialschichten aufweist, kann die zytologische und histologische Diagnose einer CIN, insbesondere die Festlegung des Schweregrades schwierig bis unmöglich sein, so dass in vielen Fällen eine hormonelle Aufhellung notwendig wird. Weiterhin sind Fehlbeurteilungen dann möglich, wenn sich die zytologische Abstrichtechnik und die kolposkopische Diagnostik nicht an der funktionellen PZG orientiert. Nicht selten ist dies der Fall bei einer nicht und nur erschwert mit der Cytobrush-Bürste erreichbaren bzw. einsehbaren PZG (kolposkopisch T2 und T3-Zone).

An der funktionellen PZG breitet sich die CIN, meistens nur bei höheren Schweregraden in die zervikalen Krypten aus, erst oberflächlich, dann in deren tiefen Verzweigungen und Richtung Endozervix, hier das oberflächliche Zylinderepithel ersetzend. Bei einer CIN III werden gelegentlich auch die tiefsten Krypten durch die atypischen Zellen ausgekleidet. Da diese nur selten mehr als 7 mm in die Zervixwand hineinreichen, genügt bei einer CIN III eine Konusbreite von 6 bis max. 7 mm, um eine R0-Resektion zu erreichen. Bei einer CIN II ist ein derart breiter Konus vielfach

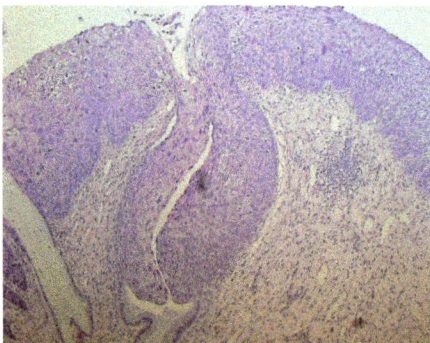

Abb. 23: CIN III an der Oberfläche und in einer Zervixkrypte, hier mit Ersatz des Zylinderepithels durch dysplastische Zellen.

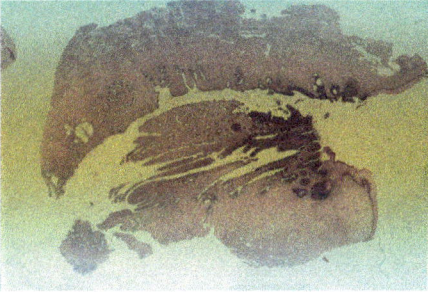

Abb. 24: Histologischer Großflächenschnitt der Zervix mit CIN III an der Oberfläche und in den Zervixkrypten (die dunkel gefärbte Areale stellen die CIN dar).

nicht notwendig, während bei einer CIN I die Dysplasie sich überwiegend im Bereich der Oberfläche ausbreitet. Damit ist die höhergradige CIN durch ein dreidimensionales Wachstum charakterisiert, was bei der Konisationstechnik beachtet werden muss (Abb. 24).

Nicht immer ist die CIN durch den Schichtungsverlust mit Atypien und Mitosen in den drei Etagen des Plattenepithels zu diagnostizieren. Vielfach findet sich ein metaplastisches, gelegentlich nur aus wenigen Zelllagen bestehendes, unreifes metaplastisches Epithel mit Atypien und Mitosen (atypical immature metaplasia, AIM). Die AIM erfüllt dann die Kriterien einer höhergradigen CIN, wenn sie in der Immunzytologie oder Immunhistologie p16 – positive Zellen zeigt.

Ca 5–7 % der Zervixkarzinomvorstufen sind drüsigen Ursprungs. Die Klassifikation des adenocarcinoma in situ (ACIS) (Tab. 1) und der verschiedenen Typen des invasiven Adenokarzi-

Tab. 1: WHO-Klassifikation der malignen Zervixtumoren (Auszug).

Plattenepithelkarzinome	Adenokarzinome	sonstige Karzinome
unverhornend	muzinös endozervikal	adenosquamös
verhornend	muzinös intestinal	neuroendokrin
basaloid	endometrioid	Müller'sche
verrukös	hellzellig	Mischtumoren
warzig	serös	
papillär	villoglandulär	

noms erfolgt nach der WHO-Nomenklatur. Die häufigsten Karzinomtypen sind das muzinöse und das endometrioide Karzinom. Gelegentlich weist die muzinöse Tumorvariante Becherzellen auf wie an der Darmschleimhaut (muzinöses Karzinom vom intestinalen Typ). Vielfach finden sich in Adenokarzinomen plattenepitheliale Karzinomanteile bzw. Anteile einer CIN ebenso wie in Plattenepithelkarzinomen herdförmig maligne drüsige Kompartimente vorliegen können. Von klinischer Besonderheit ist, dass zytologisch und kolposkopisch die drüsigen Tumorentitäten vielfach lediglich über die begleitenden plattenepithelialen Tumoranteile (CIN, Plattenepithelkarzinom) diagnostiziert werden.

Die histologische Klassifikation der intraepithelialen Neoplasien an der Vagina, Vulva und an der Perianalregion (VAIN, VIN, AIN) orientiert sich an der WHO (VAIN, VIN, AIN). Die Schweregrade entsprechen der der CIN-Graduierung (Grad I–III).

In der Vagina ist die VAIN häufig am Scheidenende bei Zustand nach Hysterektomie wegen CIN lokalisiert. Nicht selten versteckt sie sich in den Falten und Nischen der Hysterektomienarben. Sie ist vielfach nur nach intensiver Kolposkopie zu diagnostizieren.

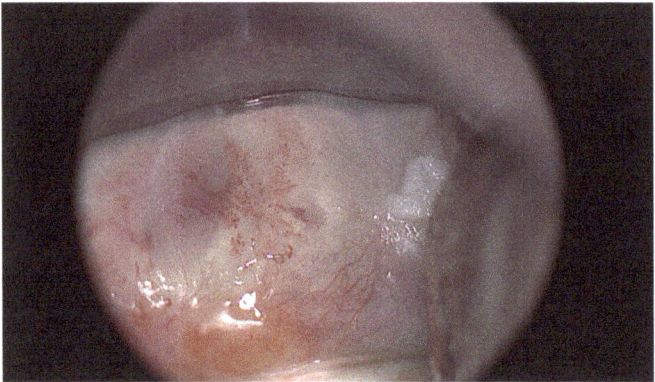

Abb. 25: Patientin mit Zustand nach Hysterektomie (Zytologie Pap IVa). Kolposkopie nach Entfaltung der linken Vaginalwand mit Darstellung einer erhabenen essigweißen Läsion (Histologie: VAIN III).

Neben der WHO-Klassifikation der Vulva hat die ISSVD, eine internationale Gesellschaft von Gynäkologen, Pathologen und Dermatologen, eine sich an klinischen Gesichtspunkten orientierende Klassifikation der Vulvaerkrankungen unter Verzicht auf eine Graduierung der VIN vorgenommen. Die frühere VIN II wird zusammen mit der VIN III zur VIN (ohne Graduierung), während die frühere VIN I nicht mehr als Präkanzerose oder intraepitheliale Neoplasie, sondern als reaktive bzw. als condylomatöse Veränderung bezeichnet wird. Histologisch finden sich verschiedene Arten der VIN; die klassische (basaloider Typ, kondylomatöser Typ, warty typ, Mischtyp) kommt am häufigsten vor, vor allem bei jungen Frauen. Sie ist fast immer HPV-positiv und vielfach multifokal (mehrere Effloreszensen an der Vulva) oder multizentrisch (zusätzlich CIN bzw. VAIN oder AIN). Die differenzierte VIN ist seltener, meistens unifokal und kommt überwiegend bei älteren Patientinnen vor, nicht selten in Kombination mit einem Lichen sclerosus. Die Progression zu einem invasiven Karzinom kann sehr rasch erfolgen.

Der Morbus Paget der Vulva ist eine seltene Form der vulvären intraepithelialen Neoplasie mit Befall nicht nur des oberflächlichen Hautepithels, sondern auch der Epithelzellen der in der Tiefe der Haut gelegenen Hautanhangsgebilde. Die chirurgische Therapie muss sich an dieser Erkenntnis orientieren. Ein invasives Pagetkarzinom kommt nur sehr selten vor; begleitende Karzinome, meistens aus der Umgebung (Zervixkarzinom, Rectumkarzinom, Blasenkarzinom, Karzinom der Bartholinischen Drüse, Magenkarzinom) finden sich hingegen häufiger.

6. Zytologische und histologische Klassifikationen der CIN und des Zervixkarzinoms

Die Grundlage der zytologischen Früherkennungsuntersuchung an der Zervix ist die physiologische Exfoliation von Zellen, die subjektiv und klinisch als Fluor (fluor albus) imponieren kann. Der Methode kommt hierbei zugute, dass das Vaginal- und Portioepithel alle 4–5 Tage komplett erneuert wird, wobei die Ausreifung des Plattenepithels durch die lokale oder systemische Gabe von Östrogenen weiter beschleunigt werden kann. Nach einer nur mehrtägigen Gabe von Vaginalzäpfchen ändert sich damit nicht nur das kolposkopische, sondern auch das Zellbild mit überwiegend reifen Intermediär- und Superfizialzellen.

Tab. 2a: Zytologische Klassifikation nach (München II).

Pap I bzw. Pap II	unauffälliges bzw. leicht entzündliches oder degeneratives Zellbild
Pap IIID	Zellen einer leichten oder mittelschweren Dysplasie
Pap IVa	Zellen einer schweren Dysplasie bzw. eines carcinoma in situ
Pap IVb,	Zellen einer schweren Dysplasie bzw. eines carcinoma in situ mit Zellveränderungen, die ein Karzinom nicht ausschließen
Pap V	Zellen eines invasiven Karzinoms
Pap III	Zellen mit Atypien, die eine Dysplasie bzw. ein invasives Karzinom nicht ausschließen
Pap IIw (inoffiziell, nicht Bestandteil der Münchner Nomenklatur)	nicht näher definierte Zellveränderungen, die keine sichere Aussage erlauben, dass es sich um ein Zellbild einer gesunden Zervix handelt

In deutschsprachigen Ländern (Deutschland, Österreich, Schweiz) ist nach wie vor die zytologische München II-Klassifikation üblich, mit kleinen Modifikationen in Österreich. Die übrigen europäischen Länder verwenden die US-amerikanische Bethesda-Nomenklatur. Jede Klassifikation hat ihre Vorzüge, aber auch Nachteile. Der wesentlichste Unterschied liegt darin, dass ein Pap IIID (München II) sowohl Zellen einer leichten als auch mittelschweren Dysplasie beinhaltet, also zwischen Verdacht auf CIN I und CIN II nicht unterschieden wird. Dieser Nachteil kann dadurch ausgeglichen werden, dass der Zytologe die auffälligen Zellen näher beschreibt und damit dem Gynäkologen bei seiner klinischen Entscheidung (Kontrolle oder Therapie) hilft. Zellveränderungen, die lediglich auf eine leichte Dysplasie hinweisen, bedürfen keiner Therapie. Eine Konisation ist nicht indiziert. Finden sich hingegen bei einem Pap IIID Zellen einer mittelschweren Dysplasie entsprechend einem CIN II-Verdacht, besteht ein deutlich höheres Progressionsrisiko und bei kolposkopisch auffälligen Befunden (major changes) eine Indikation zur histologischen Klärung und gegebenenfalls Therapie.

Die Bethesda-Nomenklatur trägt der Unterscheidung zwischen kontroll- und therapiebedürftigen Befunden besser Rechnung. Die HPV-assoziierten Zellveränderungen und Zellen einer leichten Dysplasie werden der LGSIL zugeordnet, während bei Nachweis von mittelschweren Dysplasiezellen bereits von einer HGSIL gesprochen wird. Der hohe Anteil von atypischen Zellen unklarer Dignität in der Bethesda-Klassifikation (ASCUS) oder unklare Zellveränderungen, die auf höhergradige Dysplasiezellen verdächtig sind, bedingt eine große Zahl teurer Zusatzuntersuchungen (HPV-Test, Kolposkopie). Die München-Klassifikation weist diesen Nachteil nicht auf. Allerdings hat sich ohne offizielle Zustimmung der Deutschen Gesellschaft für Zytologie (DGZ) eine Zellgruppe eingebürgert, die mit Pap IIw oder Pap IIk bezeichnet wird. Hier soll es sich um einen Abstrich handeln, bei dem sich zwar keine sicheren Hinweise für dysplastische oder maligne Zellen ergeben, auf Grund von nicht näher definierten Merkmalen sich allerdings auch Zweifel an einem unauffälligen Befund ergeben. Der Anteil von Pap IIw in Deutschland ist sehr hoch und wahrscheinlich eine der am häufigsten vergebenen Gruppen. Es gibt Hinweise, dass ein größerer Anteil zytologisch übersehener Zervixkarzinome zuvor mit Pap IIw bzw. Pap III klassifiziert worden war. Beide Gruppen werden in Deutschland bisher nicht bzw. nicht ausreichend kolposkopiert. Ein weiterer Nachteil der München II-Klassifikation ist, dass sie von internationalen Zeitschriften nicht akzeptiert wird und ein Datenvergleich mit der Bethesda-Klassifikation nicht möglich ist (s. Tab. 2b).

Die Reproduzierbarkeit (Reliabilität) zytologischer Befunde zur Erkennung einer höhergradigen CIN bzw. eines Karzinoms wird mit einem kappa-Wert von 0,7 (gute Übereinstimmung) angegeben. Bei leichtgradigen Befunden (CIN I) ist sie allerdings deutlich geringer. Die Testgüte, die anhand mathematischer Modelle (ROC/AUC-Analysen) ein Optimum zwischen Sensitivität und Spezifität ermittelt, wird in vielen Publikationen mit einem ROC/AUC-Wert >0,9 als sehr gut bewertet. Einschränkend gilt dies allerdings nur für die Erkennung höhergradiger Dysplasien, nicht für die CIN I.

Die Sensitivität der Zytologie lässt sich durch Verwendung einer Bürste steigern, da gerade bei peri- und postmenopausalen Frauen die Transformationszone und funktionelle PZG und damit neben den Plattenepithelzellen die Metaplasie- und endozervikalen Zellen besser erreicht werden als mit dem Spatel, der nach den Vorgaben des GBA (Gemeinsamer Bundesausschuss) lediglich für das Abstreichen an der Portiooberfläche empfohlen wird (s. Abb. 38).

Da 2/3 aller fehlerhaften Zytologiebefunde auf eine unzulängliche Abstrichtechnik bzw. mangelhafte Übertragung der Zellen auf den Objektträger zurückgeführt werden, sollten die leicht erlernbaren zytologischen Techniken sorgfältig erfolgen. Die Zellen werden von der Bürste auf den Objektträger durch rollende Bewegungen übertragen. Beim Spatel erfolgt die Übertragung durch flaches Ausstreichen. Zellüberlagerungen sind zu vermeiden. Um die funktionelle PZG korrekt zu identifizieren, empfiehlt es sich bei auffälligen oder unklaren zytologischen Befunden, die Kontrollabstriche unter kolposkopischer Sicht durchzuführen. Bei unklaren Zytologien (Pap III, Pap IIw,) kann eine lokale Gabe von

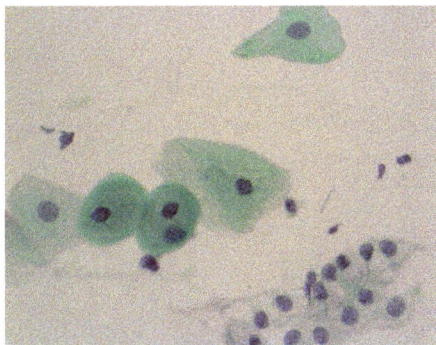

Abb. 26: Korrekter Zellabstrich von der funktionellen PZG mit Nachweis von Plattenepithelzellen (links und oben im Bild und in Bildmitte), zwei reifen Metaplasiezellen in Bildmitte (dunkelgrünes Zytoplasma) und Zylinderepithelzellen (rechts unten im Bild).

östrogenhaltigen Vaginalsuppositorien über 5 Tage und anschließende zytologische Kontrolle nach weiteren 2–3 Tagen eine Klärung herbeiführen. Reste von Suppositorien können die Zytologie empfindlich stören. Gleiches gilt für die Kontrollkolposkopie nach Östrogenaufhellung. Die früher abgelaufenen Umbauvorgänge lassen sich damit viel besser erkennen.

Zytologisch lässt sich ein invasives Plattenepithelkarzinom gut von einer CIN III unterscheiden. Die Erkennung eines Mikrokarzinoms (Stadium Ia1 und Ia2) durch die Zytologie ist hingegen nicht mit ausreichender Sicherheit möglich. Die Kolposkopie, gegebenenfalls kombiniert mit einer Biopsie bietet gerade bei einem zytologischen Verdacht auf eine CIN III (Pap IVa) eine zusätzliche diagnostische Hilfe, insbesondere in der Schwangerschaft, in der eine Konisation vermieden werden sollte. Die zytologische Unterscheidung eines Adenokarzinoms von einem Plattenepithelkarzinom kann hingegen sehr schwierig sein. Nicht selten werden Adenokarzinome zytologisch durch eine begleitende höhergradige CIN diagnostiziert. Auch ist die Unterscheidung eines ACIS von einem invasiven Adenokarzinom zytologisch häufig nicht möglich, eine Problematik, die die Kolposkopie ebenfalls aufweist.

Tab. 2b: Übersicht von Präkanzerosen an Zervix und Vulva

WHO und ISGYP	kondylomatöse Läsion	leichte Dysplasie	mäßige Dysplasie	schwere Dysplasie	Carcinoma in situ
Zervix					
Richart 1973	–	CIN I	CIN II	CIN III	CIN III
Richart 1990	Lo-CIN, low grade	Lo-CIN, low grade	high-CIN, high grade	high-CIN, high grade	high-CIN, high grade
Münchener Nomenklatur	(I , II)	III D	III D	IV a (> IVb, V)	IV a (> IVb, V)
Bethesda Nomenklatur II	Lo-SIL, low grade	Lo-SIL, low grade	Hi-SIL, high grade	Hi-SIL, high grade	Hi-SIL, high grade
Vulva	kondylomatöse Läsion (früher VIN 1)	kondylomatöse Läsion (früher VIN 1)	VIN differenziert/ undifferenziert (HPV-assoziiert) (früher VIN 2/3)	VIN differenziert/ undifferenziert (HPV-assoziiert) (früher VIN 2/3)	VIN differenziert/ undifferenziert (HPV-assoziiert) (früher VIN 2/3)

Die Histologie der Tumoren der Zervix (CIN, ACIS, Plattenepi-
thel- und Adenokarzinome) und die sonstigen malignen Tumorentitäten und benignen Befunde werden nach der WHO-Klassifikation beurteilt (s. Tab. 1).

7. Methode

Kolposkopie ist die in Stufen bzw. stufenloser Vergrößerung (Zoom) durchgeführte binokulare lupenoptische Oberflächenbetrachtung der Haut und Schleimhaut an Zervix uteri, Vagina, Vulva und Perianalregion. Standardkolposkope sind in den verschiedenen Vergrößerungsbereichen mit einer Feinjustierung zur Anpassung der individuellen Brennweite ausgestattet. Für die Untersuchung des unteren Genitaltraktes ist eine 7,5-fache Vergrößerung ausreichend. 15- bzw. 30-fache Vergrößerungen können Feinheiten der Epithelstruktur und Gefäßatypien besser abbilden. Binokulare Kolposkope verfügen über zwei Linsensysteme, so dass ein stereoskopisches Bild entsteht und Niveaudifferenzen deutlicher werden. Diese haben für die Differenzialkolposkopie einen eigenen Stellenwert. Die Brennweiten der Linsen sind optimal auf die mittlere Entfernung der Zervix uteri abgestimmt. Digitale kolposkopische Abbildungen und Videoclips vermitteln monokulare Bilder. Stereofotografien bzw. entsprechende Brillen zur stereoskopischen Betrachtung von Kolpofotografien werden in der Ausbildung genutzt. Ein in älteren Kolposkopen verwendetes drittes Linsensystem als Mitbeobachtereinrichtung für Ausbildungszwecke ist durch die digitalen Techniken unter Verwendung von Bildschirmen ersetzt worden. Diese ermöglichen direkt am Arbeitsplatz eine Einbeziehung der Patientin während der Befunderhebung. Ein derartiges Vorgehen bietet beste Voraussetzung für die Patienteninformation und Motivation im Betreuungsablauf. Im Rahmen der Ausbildung können das Arzt-Patientinnen-Verhältnis störende Fachdiskussionen in benachbarte Räume verlagert werden. Die Fixation des Kolposkops mit einem flexiblen Schwenkstativ am Untersuchungsstuhl spart Platz. Auf Rollen montierte Bodenstative gestatten den Wechsel zu mehreren Arbeitsplätzen.

Statt mit einem traditionellen Kolposkop können diagnostische und interventionelle Kolposkopien auch videobasiert über einen Bildschirm durchgeführt werden (VITOM) (Abb. 28b).

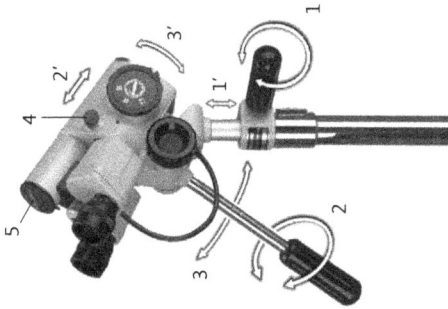

1 vertikale Höhenverstellung
2 Fokus
3 Neigung
4 Grünfilter
5 LED-Beleuchtung

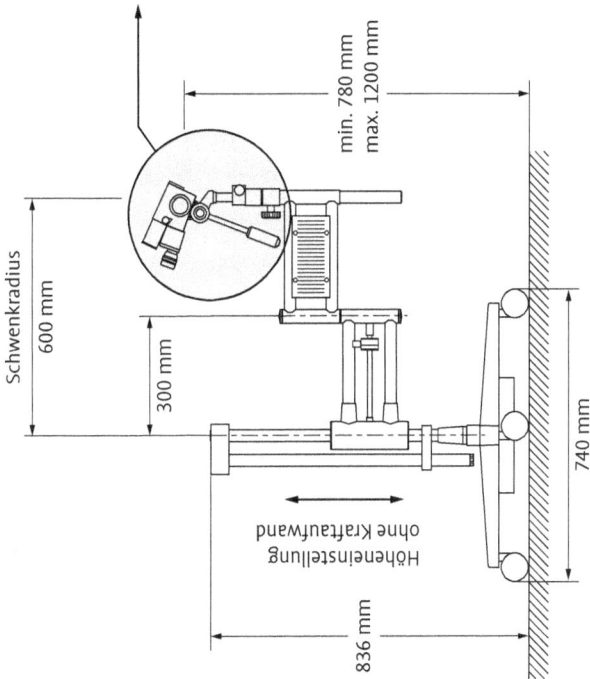

Abb. 27: Kolposkop mit Schwenkstativ (Leisegang, Berlin).

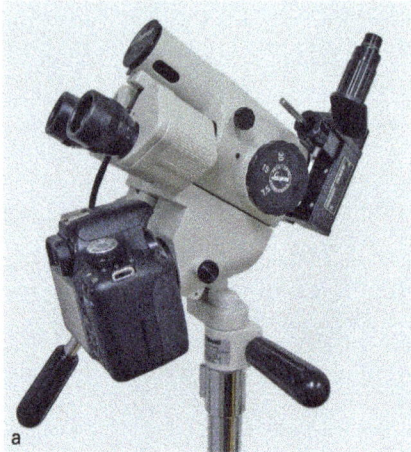

Abb. 28a: Kolposkop mit Digitalkamera sowie mit Mikromanipulator für die kolposkopisch gelenkte Lasertherapie (Leisegang, Berlin).

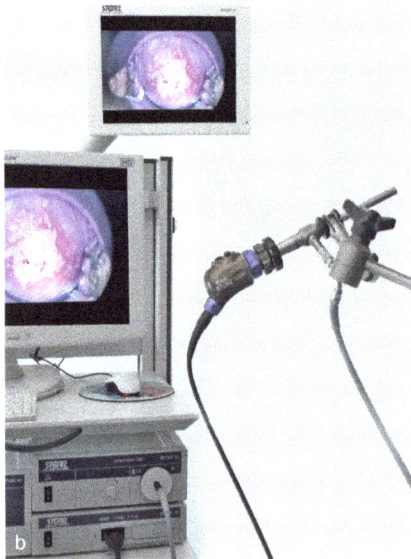

Abb. 28b: Videokolposkop „VITOM" (Karl Storz GmbH & Co. KG).

8. Untersuchungsablauf

Die Untersuchung beginnt mit einer Patienteninformation über Ablauf, Zielstellung und Komplikationen. Dabei sollten die Vorteile der Methode hervorgehoben werden. Sie hat keine direkten Komplikationen und bietet sofort auswertbare Informationen über Lokalisation, Ausdehnung und Schweregrad möglicher Präneoplasien.

Für die Anamneseerhebung sind folgende Angaben besonders wichtig:

- vorausgegangene Zervixerkrankungen
- Einnahme von Medikamenten z. B. Hormone, Antikoagulantien, Immunsuppressiva
- Schwangerschaft
- sexuell übertragene Infektionen (Sexual transmitted diseases/ STD)
- Nikotinabusus
- Jodallergie

Merke: Die Kolposkopie ist dazu geeignet Krebsangst abzubauen und nicht diese zu erzeugen.

Der kolposkopische Untersuchungsgang umfasst die Befunddarstellung, Probeentnahmen und eine abschließende Befundkorrelation.

8.1 Befunddarstellung (Visualisation)

Für die Kolposkopie werden die üblichen Instrumente einer gynäkologischen Untersuchung genutzt:

- Spekula (zweiteilig bzw. selbsthaltende Röhren- oder Entenschnabel-Spekula)
- trockene Tupfer und physiologische Kochsalzlösung (0,9 % NaCl) zur Entfernung von Schleim

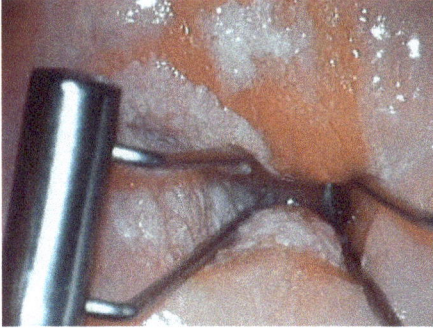

Abb. 29: Zervix-spreizer zur Darstellung der unteren Anteile des Endozervikalkanals.

- endozervikaler Spreizer (z. B. nach S. Seidl oder Kogan) zur Darstellung der unteren Anteile des Endozervikalkanals (siehe Abb. 29)
- obligat: Essigsäure (wahlweise 3 und/oder 5 %) und Lugol'sche Lösung für die Jodprobe
- fakultativ 1 % Toluidinblaulösung zur Anwendung an der Vulva, an der Perianalregion oder am Penis (Collins Test)

Die Verwendung eines Grünfilters dient einer kontrastreicheren Darstellung der Gefäße.

Die in Kolposkopen verwendeten unterschiedlichen **Lichtquellen**, wie Glühbirnen, Halogen- oder LED-Leuchten vermitteln bei

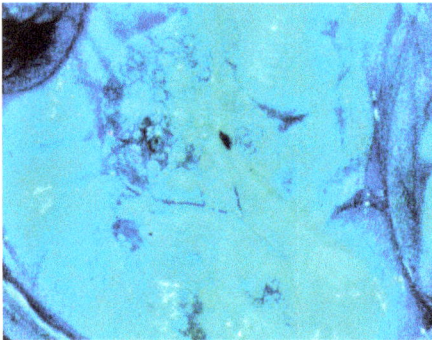

Abb. 30: Kolposkopie mit Grünfilter (Grobes unregelmäßiges Mosaik in einer CIN Läsion).

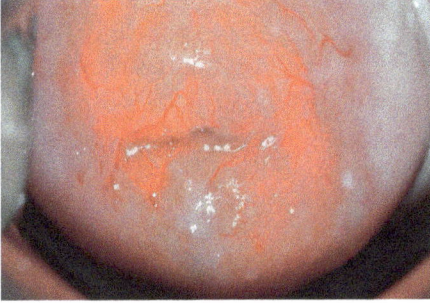

Abb. 31: Kolposkopie mit Warmlichtquelle. Gefäße mit ihrem stärkeren Rotanteil kommen deutlicher zur Darstellung (irreguläre Gefäße in einem Regenerationsepithel).

guter Ausleuchtung des Blickfeldes unterschiedliche Farbeindrücke. Glühlampen ergeben Bilder mit dominierendem Rotanteil, während Kaltlichtquellen blau-violette Farbanteile verstärkt abbilden.

Die **Befunddarstellung am Vaginalepithel** erfordert besondere Sorgfalt. Läsionen können durch die Spekula verdeckt werden oder kommen im Scheidengewölbe ungenügend zur Darstellung (s. Abb. 25). Oft deckt eine gründliche Entfaltung der Scheide unter langsamem Zurückführen der Spekula bei Befunddiskrepanzen von Zytologie, Kolposkopie und Histologie zunächst übersehene Läsionen am Vaginalepithel auf. Eine weite Scheide lässt sich unter Verwendung eines abgeschnittenen Gummihandschuhs oder

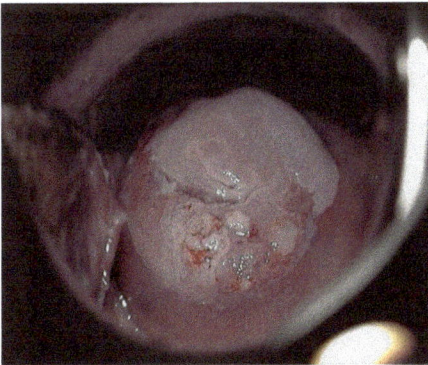

Abb. 32: Kolposkopie mit LED-Licht. Violette Farbanteile kommen verstärkt zur Darstellung. Stark essigweißes, erhabenes, vulnerables Epithel in vier Quadranten der Ektozervix mit ridge-Zeichen (CIN III mit Frühinvasion).

Latex-Präservativs, wie es für die Vaginalsonographie genutzt wird, in den die Spekula eingeführt werden, gut entfalten.

Die Kolposkopie erfordert die **Einhaltung von Qualitätskriterien,** die in der angegebenen Reihenfolge einzuhalten sind:

- Säubern der Portio mit trockenem Tupfer (evtl. Probenentnahmen für Bakteriologie, Virologie etc.)
- Kolposkopie ohne und mit Grünfilter
- Zytologischer Abstrich, getrennt von der Ektozervix (Zellspatel) und aus dem Zervikalkanal (Zellbürste, Cytobrush)
- Essigsäureprobe (obligat, 3–5 % Essigsäure)
- Bilddokumentation (Handskizze, Foto- oder Videodokumentation)
- Jodprobe mit Lugol'scher Lösung
- Toluidinblauprobe bei auffälligen Läsionen insbesondere vor der Therapie an Vulva, perianal und bei einer Peniskopie (Abb. 70)
- Chrobak'scher Sondenversuch bei Verdacht auf Invasion

Ohne Essigprobe und die Nutzung verschiedener Vergrößerungsstufen können hochgradig abnorme Befunde übersehen werden.

Merke: Die Kolposkopie ohne Verwendung von Essigsäure ist ein Kunstfehler!

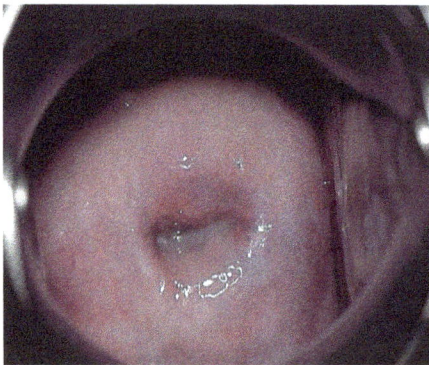

Abb. 33: Kolposkopie der Portio mit 7,5-facher Vergrößerung vor Essigprobe (kolposkopisch unauffällig!).

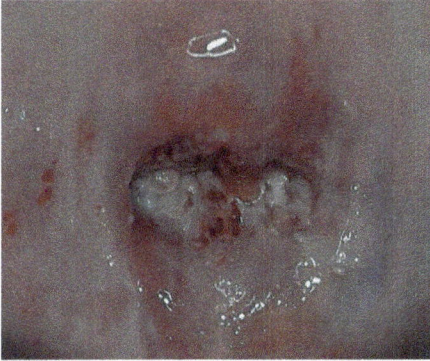

Abb. 34: Gleicher Befund nach Essigeinwirkung mit 15-facher Vergrößerung (major change. Histologie: ACIS mit Frühinfiltration) (Foto: Ch. Koßagk, mit freundlicher Genehmigung).

Eine abgestufte Jodanfärbung des abnormen Epithels in Abhängigkeit vom Glykogengehalt ermöglicht differenzialdiagnostische Rückschlüsse.

Die Dokumentation kolposkopischer Befunde ist nach den Erfahrungen einer Gutachterpraxis sehr mangelhaft. Sie ist bei Schadensklagen und für Verlaufsbeobachtungen sehr nützlich. Für die einfache Dokumentation kolposkopischer Befunde an Portio, Vagina oder Vulva empfiehlt sich die Verwendung von Schemata. Diese erleichtern die handschriftlichen Eintragungen über Größe, Form, Qualität und Topographie.

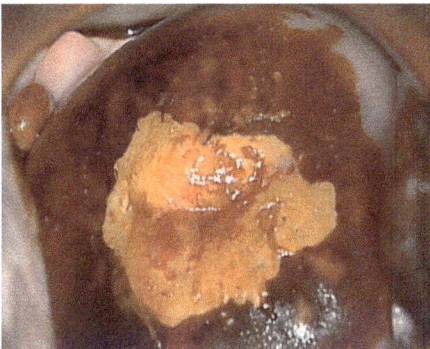

Abb. 35: Jodprobe mit unterschiedlich jodhellen Arealen. Das Punctum maximum liegt bei 11 Uhr. Das jodnegative Epithel ist scharfrandig abgegrenzt (Histologie: CIN III).

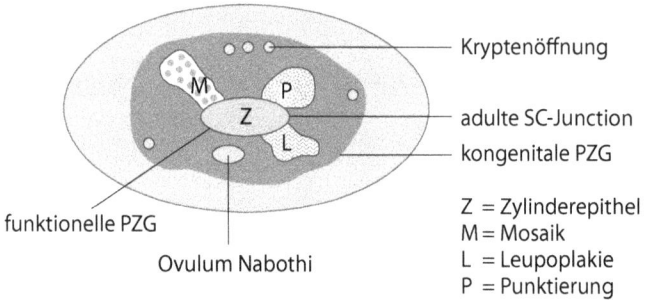

Kryptenöffnung

adulte SC-Junction

kongenitale PZG

funktionelle PZG

Ovulum Nabothi

Z = Zylinderepithel
M = Mosaik
L = Leupoplakie
P = Punktierung

Abb. 36a: Schema zur topograhischen Dokumentation von kolposkopischen Befunden an Portio und Zervix.

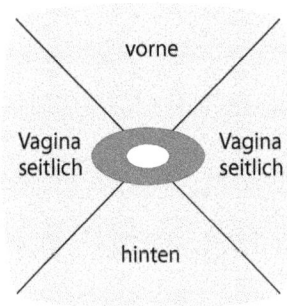

vorne

Vagina seitlich

Vagina seitlich

hinten

Abb. 36b: Schema zur topographischen Dokumentation von kolposkopischen Befunden an Portio und Vagina.

Die beste Form der Dokumentation bieten die digitale Foto- und Videotechnik. Sie ermöglichen zusätzlich zu der Befunddokumentation alle Formen der weiteren Bildbearbeitung in der elektronischen Patientenkartei, sowie den Versand und damit ein offline Tumorkonsil. Diese Form der Kolposkopie wird in den USA als **Cervicography** (A. Stafl) angewendet. Dabei werden vom Sprechstundenpersonal kolposkopische Bilder angefertigt und dem spezialisierten Kolposkopiker zur Auswertung vorgelegt. Dabei können die Vorteile einer stereoskopischen Betrachtung und z. B. die wichtige Dynamik der Essigprobe nicht genutzt werden.

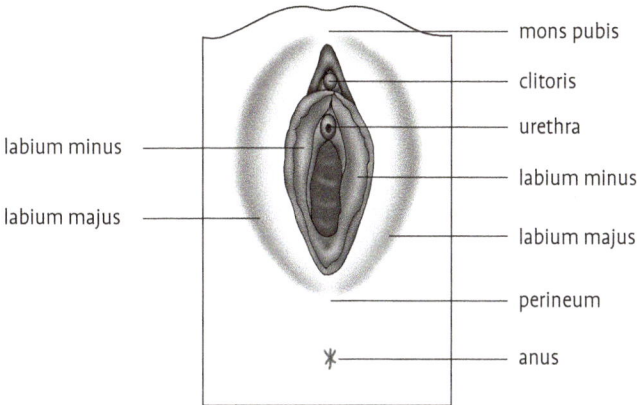

Abb. 37: Schema zur topographischen Dokumentation von Befunden an Vulva und Perianalregion.

8.2 Probenentnahme

Die Probenentnahme umfasst Zytologie, HPV-Test, Bakteriologie und Biopsie. Dazu gibt es eine Vielzahl von Entnahmeutensilien, wie Spatel, Bürsten, Biopsiezangen u. a. (Abb. 38, s. a. Abb. 79).

Der früher für die Zytologie ausschließlich verwendete ange-feuchtete Watteträger wird nicht mehr empfohlen. Für die Abnah-me virologischer Teste oder die Materialentnahme für eine flüs-sigkeitsgestützte Dünnschichtzytologie (LBC) werden spezielle

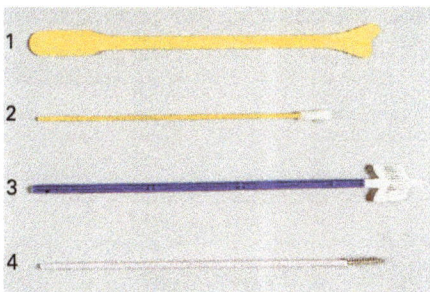

Abb. 38: Spatel und Zellbürsten zur getrennten Abnah-me der zytologi-schen Abstriche von der Ekto- und Endozervix.

Entnahmebestecke steril verpackt kommerziell angeboten. Die einfachste Form einer Sekretabnahme aus dem hinteren Scheidengewölbe mit einem Wattetupfer ist für eine HPV-DNA Analyse im Labor geeignet. Die Probe kann von der Frau selbst oder dem Sprechstundenpersonal abgenommen werden und wird in einem Versandröhrchen an das Labor geschickt. Dieses Vorgehen ist in Regionen ohne ausreichende ärztliche Versorgung für ein Screening empfohlen. Nur Frauen mit persistierend positiven hr-HPV Testen werden einer Kolposkopie zugeführt.

8.3 Befundkorrelation

Obwohl die Kolposkopie eine direkte Befundbewertung ermöglicht, können endgültige Entscheidungen erst nach Eingang von Zytologie, HPV-Test und Histologie getroffen werden. Diese Korrelation der Befunde bietet eine >95 % sichere Diagnose als Voraussetzung für die definitive Therapie. Die CIN- und Karzinomtherapie werden allein vom Ergebnis der histologischen Untersuchung abhängig gemacht. Die hohen Fehlerraten der Zytologie, die zwischen 20–50 % liegen, werden zu 2/3 einer fehlerhaften Abstrichtechnik angelastet. Das unterstreicht den Wert einer kolposkopisch gezielten Abstrichentnahme direkt von der Läsion. Auch die Histologie als Goldstandard hat eine unerwartet hohe Fehlerquote im Vergleich mehrerer Morphologen (interobserver variability). Befunddiskrepanzen erfordern einen intensiven Dialog aller Beteiligten. Dazu sind oft Nachmusterungen von Präparaten (Zytologie, Histologie) oder nachträgliche Gewebeschnitte an den archivierten Paraffinblöcken notwendig. Die Befundkorrelation mit letztendlicher Übereinstimmung aller Ergebnisse macht eine exakte kolposkopische Befunddokumentation so wichtig.

9. Befundkriterien der kolposkopischen Diagnostik

Die Differenzialkolposkopie orientiert sich an folgenden Befundkriterien:

- Epitheldicke
- Topographie
- Feldgröße
- Farbton
- Gefäßmuster
- Vulnerabilität
- Schärfe der Epithelgrenzen
- Dynamik der Form- und Farbänderungen
- Niveaudifferenzen

9.1 Epitheldicke

Die Dicke des Epithels bestimmt den Grad der Durchsichtigkeit auf das darunter gelegene gefäßführende Bindegewebe. Die Transparenz ist bei Atrophie nach der Menopause bzw. bei Östrogenmangel erhöht. Unter Östrogeneinfluss z. B. nach lokaler Östriolapplikation mit 0,3 % Creme oder Vaginal-Ovula im Rahmen einer Aufhellungsbehandlung scheinen die Gefäße weniger intensiv durch. Die kolposkopische Kontrolle nach lokaler Östrogenbehandlung sollte nach 5–7 Tagen erfolgen.

9.2 Lokalisation der Läsion (Topographie)

Befunde innerhalb der Transformationszone sind häufiger mit einem höheren CIN-Grad vergesellschaftet als außerhalb der Transformationszone.

Merke: Je näher die Läsion am Zervikalkanal liegt, desto höher ist der Schweregrad anzunehmen.

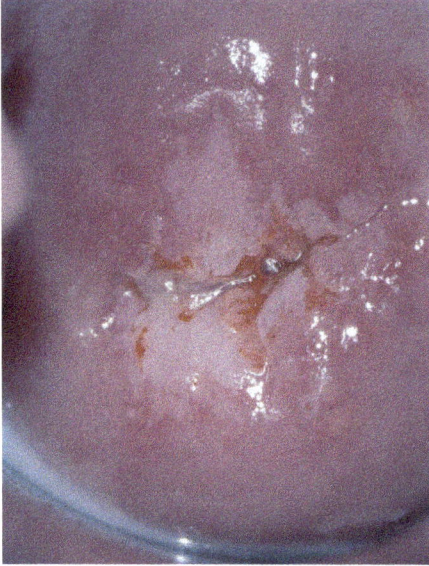

Abb. 39: Am Übergang zur Endozervix höhergradig abnorme Befunde (stärker essigweiß, angedeutetes ridge-sign).

9.3 Ausdehnung atypischer Epithelbezirke (Feldgröße)

Je größer die atypischen Areale, desto höher ist der zu erwartende CIN-Grad anzunehmen. Ein Befall aller vier Quadranten der Ektozervix macht bei Verdacht auf eine höhergradige CIN-Läsion in der Regel resektive Therapiemaßnahmen notwendig (s. Abb. 32).

9.4 Farbton

Nativer Farbeindruck und Reaktionen nach Essig und Jodeinwirkung.

Erythroplakie (roter Fleck): Die diffuse Rötung auf der Ektozervix kann nach kolposkopischer Differenzialdiagnostik das gesamte Befundspektrum von der physiologischen Ektopie, über die kondylomatöse Läsion ohne oder mit CIN, eine Erosio bis hin zum

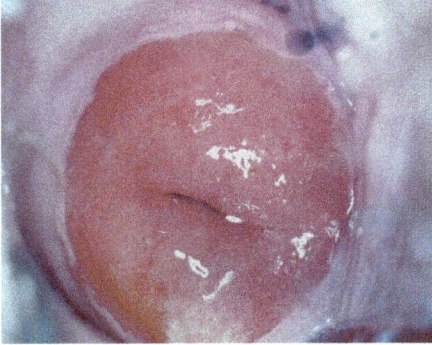

Abb. 40: Auf die Ektozervix ektropioniertes Zylinderepithel in der Schwangerschaft.

Karzinom umfassen. Diffuse oder fleckförmige (makuläre) Rötungen verweisen auf eine stärkere Vaskularisation des Bindegewebes z. B. in Folge entzündlicher Reaktionen (s. Abb. 5). Auch eine Erosio imponiert bei geringer optischer Vergrößerung als Erythroplakie. Sie unterscheidet sich vom Zylinderepithel durch fehlende Träubchen und fehlende Fluoreszenz.

Leukoplakie (weißer Fleck): Besteht die Weißfärbung bereits vor der Essigprobe, so handelt es sich um eine Keratose. Weiße Auflagerungen nach topischer Scheidenbehandlung mit Ovula und Creme oder als Folge einer Candida-Mykose sind wegwischbar.

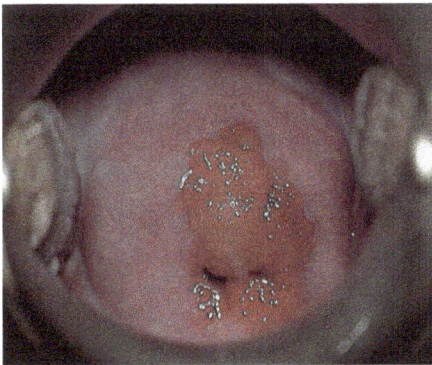

Abb. 41: Erythroplakie (Betrachtung ohne Kolposkop).

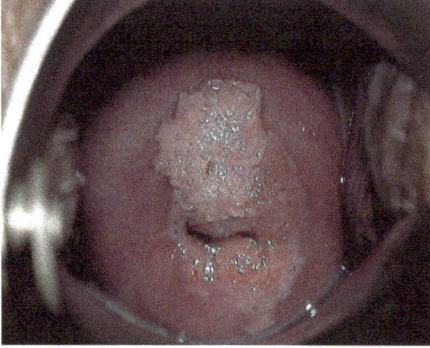

Abb. 42: Gleicher Befund nach Essigprobe mit kondylomatöser Läsion (Histologie: flaches Condylom).

Essigprobe: Reaktionen des Epithels unter Einwirkung von Essigsäure (3–5 %) und Jod sind zwar nicht spezifisch, lassen aber doch das dysplastische Epithel oft erst erkennen. Die Weißfärbung nach Essigeinwirkung wird auf eine gesteigerte Cytokeratinexpression zurückgeführt. Die Essigprobe zeigt eine veränderte Kern-Plasma-Relation mit erhöhter Kerndichte am abnormen und dysplastischen Epithel an. Auf diese Weise können auch Metaplasiezellen oder entzündliche Zellansammlungen im Epithel eine leichte Weißfärbung zeigen.

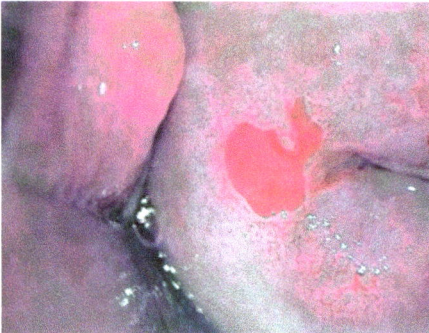

Abb. 43: Erosio an der Ektozervix im Muttermundwinkel rechts in einem groben Mosaik (15-fache Vergrößerung). Histologie: CIN 3.

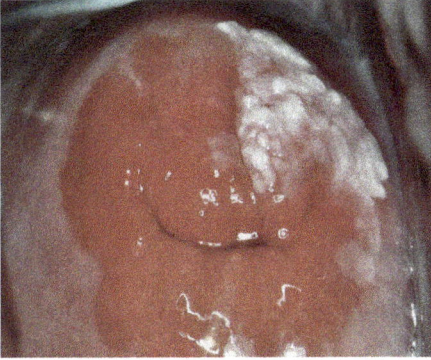

Abb. 44: Schollige Leukoplakie. Weiß-färbung bereits vor Essigeinwirkung (Foto: P. Schomann, mit freundlicher Genehmigung).

Merke: Essigprobe: Je schneller die Weißfärbung eintritt, je intensiver sie ist und je länger sie anhält, desto höher ist der CIN-Grad anzunehmen.

Die ausschließlich visuelle Beobachtung der Essigeinwirkung an Portio uteri und Vagina hat unabhängig von der Kolposkopie als sogenannte **direkte visuelle Inspektion (DVI)** einen eigenen Stellenwert erlangt. Mitgeteilte Ergebnisse können mit den Ergebnissen der Zytologie konkurrieren. Dieses Vorgehen bietet sich als Screeningmethode in Ländern mit unzureichendem Fachpersonal an.

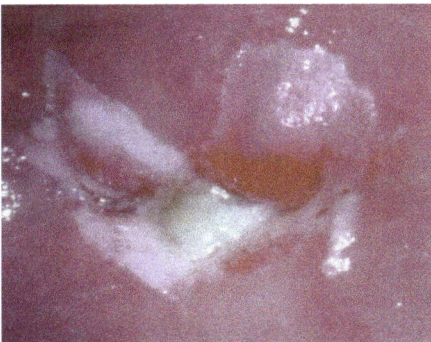

Abb. 45: Unterschiedlich intensive Weißfärbung nach Essigprobe mit Punctum maximum bei 6–7 Uhr (Histologie: CIN II).

Die **Cervicography** (A. Stafl) verzichtet auf die Bewertung der Dynamik der Essigprobe. Es werden Fotos, die von Nicht-Kolposkopikern aufgenommen wurden vom Spezialisten beurteilt.

Jodprobe: Jod färbt glykogenhaltige, ausgereifte Epithelzellen braun. CIN-Areale weisen in Abhängigkeit vom Schweregrad abgestufte Jodreaktionen des zuvor essigweißen Epithels von jodhell, über jodgelb (ockerfarben) bis leicht-braun auf. Eine geringe Anfärbung mit Jod kann auch bei noch nicht komplett ausgereiften Metaplasiezellen, sowie in der Menopause bestehen. Im Gegensatz zu den scharf abgegrenzten jodhellen CIN-Arealen ist die fleckförmige oder streifige Jodreaktion bei der menopausalen Frau altersphysiologisch.

Die Farbänderungen nach Lugol'scher Lösung mit unterschiedlich hellen Gelb- und Braunfärbungen insbesondere des vorher essigweißen Epithels sind für die Differenzialkolposkopie von Bedeutung (s. Abb. 35).

9.5 Gefäßmuster

(Regulär, irregulär mit verbreiterter Interkapillardistanz bei CIN und Karzinom)

Die physiologische Gefäßversorgung führt von basalen Gefäßen über Verzweigungsgefäße im Bindegewebe zu den kapillarführenden Stromapapillen, die mit dem Epithel verzahnt sind. Bei entzündlicher Reaktion oder auch in der Schwangerschaft kommt es zu einer Dilatation der regulären Verzweigungsgefäße. Dabei können diese durch das Epithel hindurch scheinen. Trotz der abrupt erscheinenden Gefäßabbrüche liegt ein physiologischer Befund vor. Alle Abweichungen von der physiologischen regulären Gefäßarchitektur haben als irreguläre Gefäße einen hohen Stellenwert für die Differenzialkolposkopie. Irreguläre Gefäße wirken in ihrem Verlauf abgeknickt, sie weisen Kaliberschwankungen auf und enden oft abrupt. Der Kapillarverlauf ist komma- oder korkzieherförmig und zeigt verbreiterte Kapillardistanzen. Irreguläre Gefäße treten in hohem Prozentsatz bei Frühinvasion (46 %) und bei Makroinvasion (84 %) auf. Die Gefäßdiagnostik erfordert viel Erfahrung und Kenntnisse der physiologischen Gefäßbilder unter

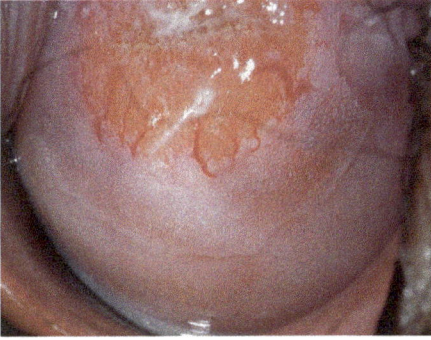

Abb. 46: Stark dilatierte regulär verlaufende Verzweigungsgefäße, gering essigweißes reguläres Mosaik (minor change) in einem physiologischen Regenerationsepithel.

Hormoneinfluss oder Schwangerschaft. Für die spezifische Gefäßdiagnostik bieten größere optische Verstärkung und die Verwendung des Grünfilters Vorteile.

9.6 Vulnerabilität

Bei Vulnerabiltät als Zeichen fragiler irregulärer Gefäße bei CIN und in Folge einer Neoangiogenese bei Invasionsverdacht aber

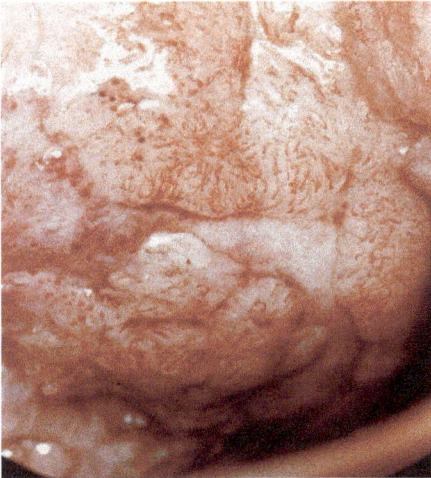

Abb. 47: Irreguläres Kapillarbild in einem invasiven Zervixkarzinom.

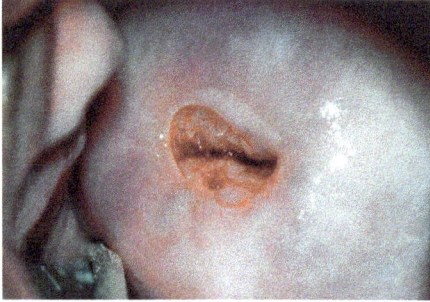

Abb. 48: Scharfrandig, wie ausgestanzt wirkendes Ulkus in einem suspekten opaken Areal an der vorderen Muttermundslippe Endophytisches Zervixkarzinom. Klinisch bereits ohne Kolposkopie hochgradig verdächtig.

auch bei entzündlichen Epithelveränderungen kommt es bereits unter geringfügigen Traumata zu Berührungsblutungen (Tupfer, Tampon, Geschlechtsverkehr etc.).

9.7 Schärfe der Epithelgrenzen

Insbesondere nach Essig-, Jod- oder Toluidineinwirkung. Allgemein gilt: je schärfer die Grenzen einer Läsion, desto höher der anzunehmende CIN-Grad. Das ulzerierende Karzinom an Zervix oder Vulva zeigt oft wie mit dem Lineal gezogene scharfe Ränder.

9.8 Dynamik der Form- und Farbänderungen

Die Kolposkopie ist eine dynamische Methode. Fallen bei wiederholten kolposkopischen Untersuchungen veränderte Grenzen abnormer Epithelbezirke auf, so ist eher von einem progressiven Wachstum auszugehen als bei über längere Beobachtungszeiträume unveränderten abnormen Arealen. Dieses Kriterium unterstreicht die Bedeutung exakter Befunddokumentationen.

9.9 Niveaudifferenzen

Dazu zählen ein erhabenes, teilweise aufgequollen wirkendes essigweißes Epithel, das ridge-sign, ein grobes Mosaik, die grobe Punktierung, prominente Drüsenausführungsgänge und die Randwallbildung (s. Abb. 74). Aber auch muldenförmige endophytische Läsionen oder das Ulkus sind hochgradig verdächtige Befunde. Abbildung 49 zeigt einen CIN II Befund mit offenen erhabenen Drüsenausführungsgängen in einem essigweißen Areal.

Epithel und Stroma sind an der Ektozervix durch kapillarführende Stromaausläufer miteinander verzahnt. Bei der Punktierung fällt der Blick von oben auf den Umkehrpunkt des zu- und abführenden Kapillargefäßes. Bei einer Proliferation wächst das Epithel. Es kommt zu einer Kompression des venösen Kapillarschenkels. Das afferente Gefäß wird gestaut und unter dem Epithel als roter Punkt oder netzförmiges Mosaik sichtbar. Das Mosaik entspricht histologisch den unterschiedlich plump proliferierten Epithelzapfen, die bienenkorbartig von gefäßführendem Stroma umhüllt sind.

Diese Wachstumsformen sind für sich allein kein Atypiekriterium. Sie kommen als zarte Punktierung bzw. zartes Mosaik auch in physiologischem Metaplasieepithel vor.

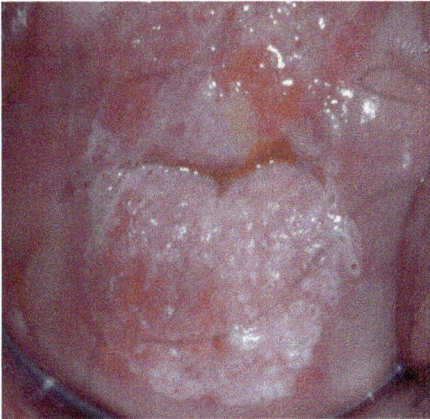

Abb. 49: Essigweißes Areal mit prominenten Drüsenausführungsgängen Kolposkopie: major change (Histologie: CIN II).

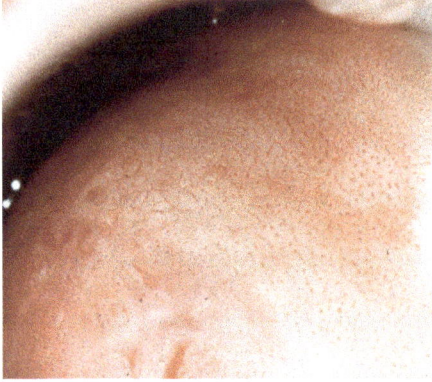

Abb. 50: Zarte Punktierung und zartes Mosaik in der Transformationszone (keine CIN).

Mit stärkerer Neoplasie kommt es zur Ausdehnung der Epithelzapfen nach oben und seitlich. Die Folge sind Niveaudifferenzen, prominente Drüsenausführungsgänge und eine Verbreiterung der Kapillardistanzen, die als grobes Mosaik bzw. grobe Punktierung imponieren.

Merke: Mit der Häufung abnormer Befundkriterien wächst die Wahrscheinlichkeit einer hochgradigen CIN.

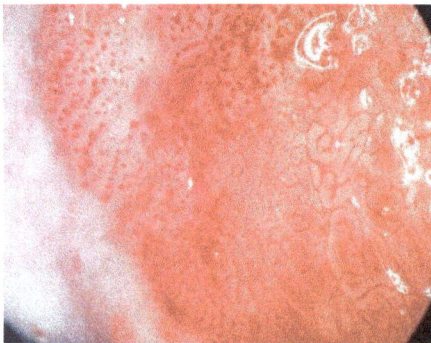

Abb. 51: Grobe Punktierung und grobes Mosaik (CIN III).

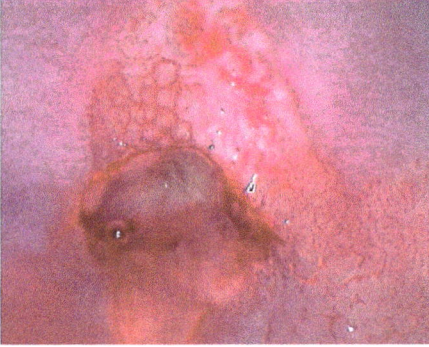

Abb. 52: Grobes Mosaik (CIN III).

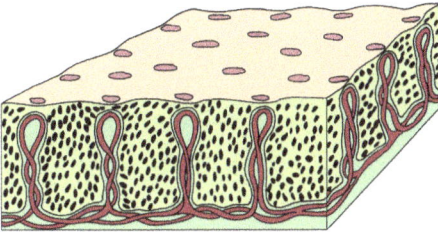

Abb. 53: Schema der Punktierung.

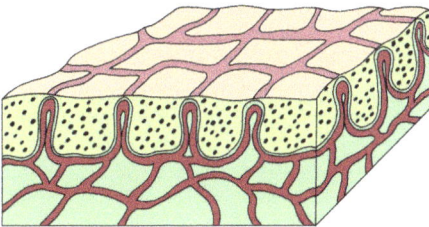

Abb. 54: Schema des Mosaiks.

10. Klassifikation kolposkopischer Befunde

Die von H. Hinselmann 1925 eingeführte Klassifikation und Nomenklatur bildet bis in die Gegenwart die Grundlage aller Be-
fundbewertungen. Die Klassifikation kolposkopischer Befunde er-

Tab. 3a: Klassifikation kolposkopischer Befunde (IFCPC, Barcelona 2002).

Gruppe I	Normale Befunde. Originäres Plattenepithel, Zylinder-epithel, Transformationszone *(Atrophie, Deziduose, Ovula Nabothi, zarte Drüsenaus-führungsgänge)*
Gruppe II	Abnorme kolposkopische Befunde. Zartes essigweißes Epithel[1], intensiv essigweißes Epithel[2], feines Mosaik[1], grobes Mosaik[2], feine Punktierung[1], grobe Punktierung[2], partiell jodnegativ[1], stark jodnegativ[2], atypische Gefäße[2] *(zarte Leukoplakie[1], schollige Leukoplakie[2], Erosio[2], ridge-sign[2], inner-border[2], prominente Drüsenausfüh-rungsgänge[2])*
Gruppe III	Kolposkopischer Verdacht auf ein invasives Karzinom, Irreguläre Gefäße, Vulnerabilität, Randwall *(Chrobak Sondenversuch)*.
Gruppe IV	Kolposkopie unzureichend, die PZG ist nicht einsehbar. Schwere Entzündung, Atrophie, Trauma, Portio nicht sichtbar.
Gruppe V	Verschiedene Befunde *Atrophie, Deziduose, Erosio(?)*, *Keratose*, Kondylom, Entzündung, Zervixpolyp

Allgemeine Angaben: PZG vollständig, teilweise, nicht einsehbar.
Kolposkopie adäquat, inadäquat (Begründung)
HPV-Status: (HPV- Impfung erfolgt, nicht erfolgt)

[1] geringgradig abnorm, minor-change (Grad 1)
[2] hochgradig abnorm, major change (Grad 2)
Kursiv: Befunde, die für eine Neufassung vorgeschlagen sind (IFCPC, Rio de Janeiro 2011).

Tab. 3b: Einteilung der Transformationszone.

Typ 1	PZG auf der Ektozervix vollständig einsehbar
Typ 2	PZG nach Spreizung des Zervikalkanals vollständig einsehbar
Typ 3	PZG nicht einsehbar, (vollständig im CK gelegen)

folgt nach den Vorgaben der IFCPC. Eine Überarbeitung ist in Vorbereitung (Rio de Janeiro 2011). Die IFCPC-Klassifikation sollte allgemeine Verwendung finden. Auch die histologische VIN-Klassifikation (ISSVD) wurde überarbeitet:

• Kondylomatöse Läsionen (früher VIN 1)
• VIN
    – **differenziert** VIN (keine HPV-Assoziation, überwiegend an der behaarten Haut der älteren Frau)
    – **undifferenziert** (HPV-assoziiert, an der unbehaarten Haut, der vorwiegend jüngeren Frau)
    Die Differenzierung in VIN 2 und VIN 3 entfällt

Diese Zweiteilung fügt sich gut in die klinisch relevante Beschränkung auf die CIN-Gruppen abnorm geringgradig (low-grade) und abnorm hochgradig (high-grade) ein (s. Tab. 2b).

Nicht vom Plattenepithel ausgehende Neoplasien: Morbus Paget, Melanoma in situ.

In einer zukünftigen überarbeiteten IFCPC-Klassifikation werden die Topographie (innerhalb, außerhalb der T-Zone), die Größe der Läsion (Ausdehnung auf alle vier Quadranten), eine differenzierte Bewertung der Jodfärbung und weitere Kriterien einer Differenzialkolposkopie enthalten sein. So weist eine essigweiße opake prominente Verquellung des Epithels die zungenförmig ausläuft als sogenanntes „Bergrückenphänomen" **(ridge-sign)** auf einen höheren CIN-Grad hin (Abb. 55a). Innerhalb einer abnormen Transformationszone variieren die einzelnen Felder einer Atypie nach ihrem Schweregrad. Die oft scharfrandige Abgrenzung eines derartigen Areals wird als **inner border** bezeichnet und kennzeichnet das Punctum maximum einer Läsion (Abb. 55a).

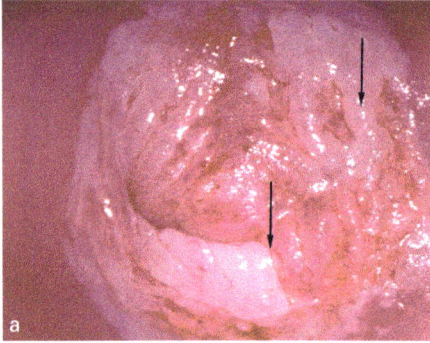

Abb. 55a: Hochgradig abnorme TZ mit „Bergrückenzeichen" (ridge sign) und deutlicher Abgrenzung eines höhergradig abnormen stark essigweißen Areals (inner border).

Gruppe I: Eine altersbezogene Atrophie und die Deziduosis in der Schwangerschaft sind physiologische Befunde (s. Abb. 76). Ovula Nabothi und offene Krypten, die im Epithelniveau liegen, zählen zu den Normalbefunden.

Gruppe II: Die in der Gruppe V der Verschiedenen Befunde geführte Keratose (syn. Leukoplakie) und die Erosion sollten der Gruppe II der Abnormen Befunden zugeordnet werden. In beiden Fällen handelt es sich um Befunde mit möglichem Bezug zur CIN, die einer weiteren Abklärung bedürfen. Tieferreichende Defekte sind als **Ulkus** definiert.

Gruppe III: Kolposkopische Zeichen eines Invasionsverdachtes: atypische Gefäße mit der Neigung zu Berührungsblutungen (Vulnerabilität), exo- oder endophytische Niveaudifferenzen z. B. Randwallbildungen oder ein opak- austernweißes Epithel, in das eine Knopfsonde leicht eindringt (Chrobak'scher Sondenversuch).

Gruppe IV: Kennzeichnet Situationen, die eine Kolposkopie unmöglich machen (Abb. 55b).

Gruppe V: Verschiedene Befunde (miscellaneous findings): Atrophie und Deziduose sollen zukünftig unter den physiologischen Befunden geführt werden, Keratose (Leukoplakie) und Erosion wechseln in die Gruppe II der Abnormen Befunde.

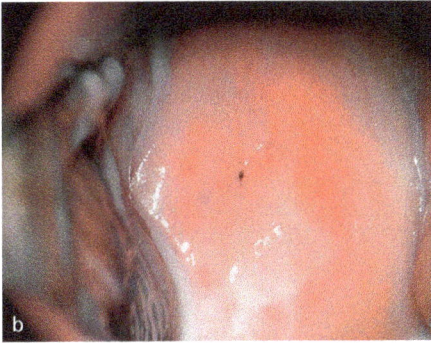

Abb. 55b: Tansformationszone Typ 3, PZG nicht einsehbar, Kolposkopie inadäquat.

10.1 Klinische Interpretation der Klassifikation

Goldstandard der Zervixdiagnostik und Grundvoraussetzung jeder Therapie bleibt die Histologie. Die zu erwartenden histologischen Befunde lassen sich auf drei relevante Gruppen reduzieren: phy-

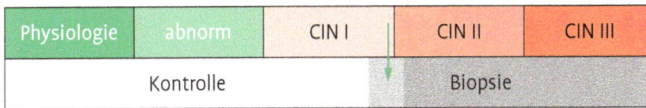

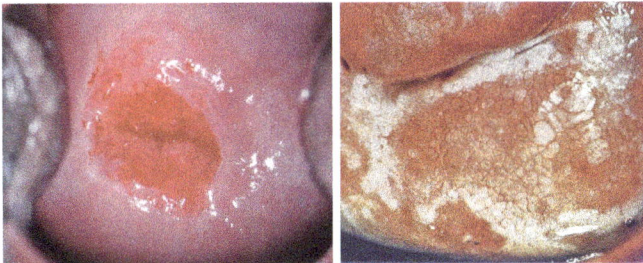

Abb. 56: Histologische Befunde an der Portio (obere Leiste). Zwei kolposkopische Bildbeispiele für einen physiologischen Befund (links) und eine CIN II/III mit essigweißem grobem Mosaik (rechts). Der Pfeil am Übergang von CIN I zu CIN II markiert den kolposkopisch relevanten Grenzbereich zwischen Kontrollbefunden und notwendiger Biopsie.

siologisches Epithel, abnormes Epithel und CIN. Die CIN werden nach drei Schweregraden unterschieden.

Die Gruppe I der **Normalbefunde** bildet mit Zylinderepithel, Plattenepithel, Metaplasie, physiologischer Transformation, Atrophie und Deziduosis die Hauptgruppe einer CIN-Ausschlussdiagnostik. Das kolposkopische Bild dieser Normalbefunde stellt die Grundvoraussetzung jeder Kolposkopie dar. Die Beurteilung kann daher nicht genügend genug in der Praxis geübt werden. Anfänger müssen viele physiologische Befunde sehen, um die Abgrenzung von abnormen zu erlernen.

Merke: In der Ausbildung ist das Prinzip einer Auswahlkolposkopie abzulehnen.

Abnormes Epithel weicht vom typischen Aufbau des ortsständigen Epithels ab, enthält aber keine Zellatypien und hat damit keine Beziehung zur CIN. Es entspricht histologisch einer Basal- oder Reservezellhyperplasie, Koilozytose oder auch unreifen Metaplasie. Die Dignitätseinschätzung mit Abgrenzung zur CIN wird durch die Bestimmung molekularer Marker (p16, Ki 67, L1) unterstützt. Abnormes und metaplastisches Epithel kann die gleichen Reaktionen und Strukturen aufweisen, wie ein gering dysplastisches Epithel.

Merke: Die Kolposkopie ist nicht geeignet ein abnormes Epithel bzw. metaplastisches oder HPV-infiziertes Epithel von einer CIN I zu unterscheiden.

Hinweiszeichen, wie eine leichte Essigreaktion oder abgeschwächte Jodanfärbung, zarte Mosaik- oder Punktierungsbezirke oder zarte Leukoplakien kommen in beiden Epithelformationen vor. Für die Frühdiagnostik von Vorstufen des Zervixkarzinoms ist hingegen die Unterscheidung abnormer- von gering atypischen Epithelien ohne praktische Bedeutung. Geringgradige CIN haben ein hohes spontanes Rückbildungspotential und für den Fall einer Progredienz Entwicklungszeiträume, die in Jahren angegeben werden. Wichtig für das individuelle Schicksal ist die Erkennung einer CIN innerhalb eines mittleren bis kurzen Prognosezeitraums bis zur möglichen Invasion, also ganz überwiegend beginnend ab CIN II.

Eine Differenzialdiagnostik der abnorm-verdächtigen (Grad II oder major change) Befunde wird durch eine Einschätzung des Schweregrades der Läsionen möglich. Das kolposkopische Training konzentriert sich damit auf die Zuordnung von geringgradig-abnormen Befunden (syn.: Grad I, minor change) und höhergradig abnormen Befunden (syn.: Grad II, major change) einschließlich der Zeichen einer Invasion. Liegt eine Transformationszone Typ 3 vor, so ist eine Befunderhebung im wichtigen Bereich der krebssensiblen Übergangszone von Zylinder- zu Plattenepithel nicht möglich. In dieser Situation kommt es auf eine sorgfältige Abnahme des endozervikalen Abstriches an. Die Kolposkopie konzentriert sich in dieser Situation auf Vagina, Vulva und Perianalbereich. Die Transformationszone Typ 3 sollte aus Kolposkopiestatistiken herausgenommen werden, weil in dieser Situation die Methode von vornherein nicht indiziert ist und damit für die CIN-Diagnostik keine Rolle spielt.

Die Gruppe der Kontrollbefunde umfasst neben den Normalbefunden auch die sonstigen Befunde einer Kondylomatose, Polypose, Endometriose, Atrophie oder Entzündung, da sie keinen Bezug zu einer aktuellen Krebsgefährdung haben. Einschließlich der geringgradig abnormen CIN I variiert nur die Kontrollfrequenz, da innerhalb eines mittleren Zeitintervalls keine Progredienz zu befürchten ist.

Kolposkopische Kriterien einer geringgradigen CIN (minor change):

- weiche Oberfläche mit irregulärer äußerer Begrenzung
- schwache Essigweißfärbung, die langsam eintritt und sich schnell abschwächt
- geringe, oft fleckförmige Jodreaktion
- zarte, reguläre Punktierung
- zartes, reguläres Mosaik
- geringe Kapillardistanz
- reguläre Gefäße
- noch als abnorme Befunde in der Diskussion:
  - zarte Leukoplakie, (Weißfärbung vor Essigsäureprobe)
  - Erosio

Die Gruppe höhergradig verdächtiger Befunde >CIN I, einschließlich einer Frühinvasion oder eines Karzinoms erfordert das gemeinsame Prozedere einer verzögerungslosen histologischen Abklärung. Der histologische Befund bestimmt allein das weitere klinische Vorgehen. Die Befunde dieser Gruppe sind für das Schicksal der Patientin wichtig, nach ihnen muss akribisch gesucht werden.

Kolposkopische Kriterien einer hochgradigen CIN (major change):

- weiche Oberfläche mit scharfer äußerer Begrenzung
- starke Essigweißfärbung, die schnell eintritt und sich nur langsam abschwächt (das Epithel wirkt austernweiß)
- keine oder nur geringe Jodreaktion (jodnegativ, jodgelb, „ockerfarben") des zuvor stark essigweißen Epithels
- grobe, irreguläre Punktierung
- grobes, irreguläres Mosaik
- verbreiterte Kapillardistanz
- noch als abnorme Befunde in der Diskussion:
  - schollige Leukoplakie (Keratose)
  - Erosio
- zusätzlicher Invasionsverdacht:
  - atypische Gefäße
  - Vulnerabilität
  - Randwallbildung
  - Ulkus

Merke: Die Kolposkopie hat nicht die Aufgabe die histologische Diagnose vorwegzunehmen. Es kommt darauf an geringgradige von hochgradigen CIN-Befunden und Invasionsverdacht zu differenzieren. Bis zum CIN I Verdacht genügt die Kontrolle. Jeder Verdacht >CIN I muss histologisch abgeklärt werden.

Diese für die tägliche Praxis wichtige Vereinfachung einer auf den ersten Blick unübersichtlichen Anzahl kolposkopischer Befunde entspricht den Bemühungen der Morphologen um eine Beschränkung histologischer und zytologischer Befunde auf die nur noch zwei relevanten Gruppen low-risk und high-risk und lässt sich in gleicher Weise auf die aktuelle VIN-Klassifikation, mit den zwei Gruppen einer kondylomatösen Läsion (low-grade, frühere VIN 1) und VIN (high-grade, frühere VIN 2 und 3), anwenden.

11. Sonstige Befunde (miscellaneous findings), Kolposkopie kondylomatöser Läsionen

Kondylome sind Folge einer Virusinfektion des Epithels. Sie wird sexuell übertragen und ist damit bei Frauen und Männern im Urogenitalbereich aber auch an der Mundschleimhaut oder den Mamillen nachzuweisen. Die gutartigen Feigwarzen (Conylomata acuminata) werden durch die low-risk HPV-Typen 6 und 11 hervorgerufen. Sie sind im Plattenepithel von Vulva, Perianalregion, Vagina aber auch an der Portio oder am Penis lokalisiert. Warzen sind generell als Indikatoren einer viralen Mischinfektion anzusehen und damit gleichzeitig Marker einer begleitenden CIN.

Kondylome sind häufig durch eine zarte Punktierung gekennzeichnet und unterscheiden sich dadurch nicht von geringgradig abnormen Befunden. Spitze Kondylome können die gesamte Ektozervix einnehmen und ein exophytisches Karzinom vortäuschen.

Im Gegensatz zu den spitzen Kondylomen sind flache subklinische Kondylome, die erst nach Essigsäure sichtbar werden in kürzeren Intervallen zu kontrollieren. Virologisch wurden in diesen flachen Kondylomen auch die onkogenen Virustypen 16 und 18 nachgewiesen.

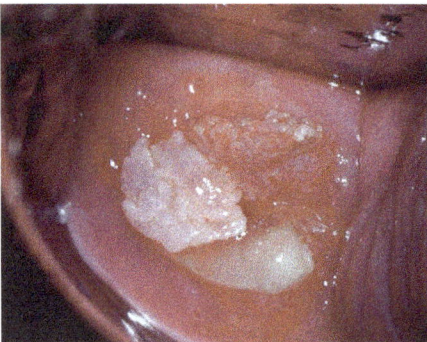

Abb. 57: Isoliertes essigweißes Kondylom im Zyxlinderepithel der Ektozervix.

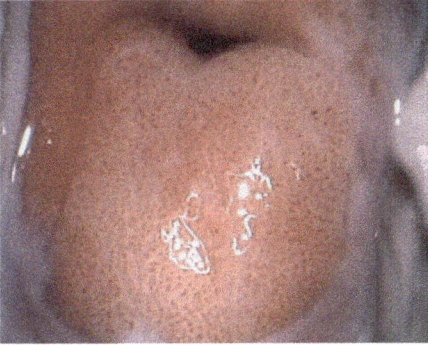

Abb. 58: Großes Kondylom mit zarter regelmäßiger Punktierung an der hinteren Muttermundslippe. Kontrolle ausreichend.

Weisen Kondylome dagegen Zeichen höhergradig abnormer Befunde, wie eine unregelmäßge Oberflächenstruktur, Vulnerabilität oder Gefäßatypie auf oder gehen mit grobem Mosaik, grober Punktierung bzw. scholliger Leukoplakie einher, so gelten die gleichen Grundsätze einer obligaten histologischen Abklärung.

Der erfahrene Kolposkopiker wird auf Grund bestimmter Kriterien, wie einer verstärkten Vaskularisation des Epithels oder mikropapillärer Strukturen Hinweise auf eine frühe Virusinfektion erhalten, insgesamt aber stellt der Versuch einer Differenzierung viraler Epithelveränderungen allein mit der Kolposkopie eine Überforderung der Methode dar.

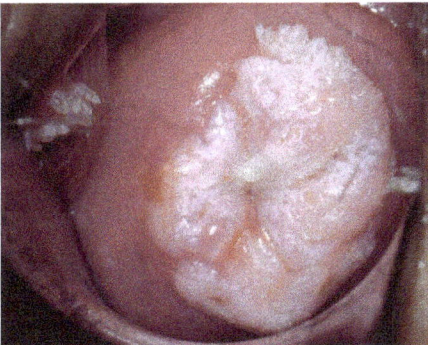

Abb. 59: Ausgedehnte Kondylomatose der Ektozervix und rechten Scheidenwand. Keine kolposkopischen Malignitätskriterien. Einweisungsdiagnose exophytisches Zervixkarzinom.

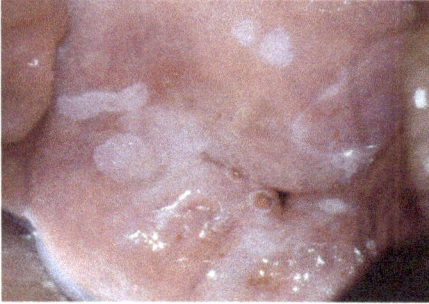

Abb. 60: Essigweiße subklinische flache Kondylome an der Ektozervix.

Zervixpolypen sind mit Hilfe der Kolposkopie gut von exophytischen nicht benignen adenomatösen Neoplasien (ACIS, Adenokarzinom) abzugrenzen. Sie zeigen regelmäßige Strukturen und reagieren nur schwach auf Essigsäure.

Die Lokalisation eines Endometrioseherdes an der Portio ist ein seltener Befund. Fleckförmige oder diffuse Rötungen des ansonsten physiologischen Epithels sind Kriterien einer Entzündung (s. Abb. 5). Im Zusammenhang mit den typischen klinischen Symptomen, wie Fluor, Juckreiz oder Brennen, ist eine Indikationsstellung zu weiterführenden bakteriologischen- oder mykologischen Laboruntersuchungen leicht zu stellen. Die Kolposkopie hat für die Verlaufskontrolle einer Entzündungsbehandlung besonderen Wert.

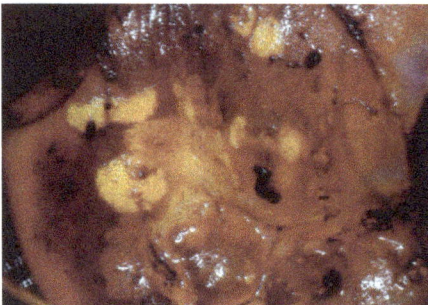

Abb. 61: Gleicher Befund nach Jodprobe.

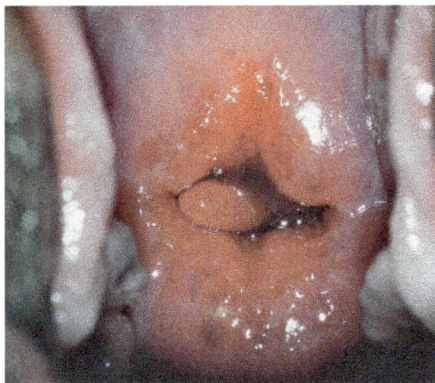

Abb. 62: Kolposkopisch unauffälliger Zervixpolyp, in einer physiologischen Transformationszone bei klaffendem Muttermund.

12. Kolposkopie an der Vagina, Vulva (Vulvoskopie) und Perianalregion

Bei der kolposkopischen Inspektion von Vagina, Vulva und Perianalregion sind die anatomischen Besonderheiten der Haut- und Schleimhaut zu berücksichtigen. Am Vaginalepithel fehlt die für die Ektozervix typische Verzahnung der kapillarführenden Stromapapillen mit dem Epithel. Daher fehlen bei der VAIN Mosaik und Punktierung. Der Schweregrad des abnormen Epithels kann an der Essig- und Jodreaktion, Niveaudifferenzen, der Abgrenzung vom benachbarten physiologischen Epithel, atypischen Gefäßen und der Vulnerabilität eingeschätzt werden. Ausdehnung der Läsion, Stärke der Weißfärbung und Einblutungen kennzeichnen die höhergradige VAIN. Eine unregelmäßige Oberflächenstruktur, scharfe Grenzen der Läsion und die gesteigerte Vulnerabilität (Chrobak'scher Sondenversuch) sind Hinweise auf eine mögliche Frühinfiltration.

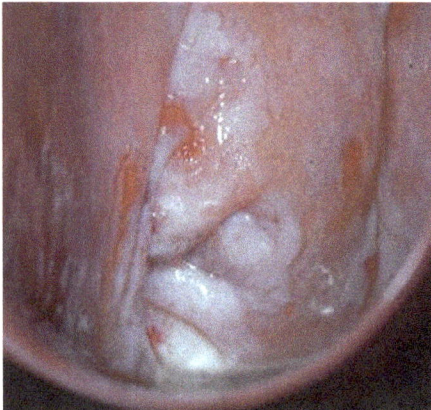

Abb. 63: Ausgedehnte erhabene, stark essigweiße Läsionen am Scheidenstumpf nach Vorbehandlung wegen eines Zervixkarzinoms (Histologie: VAIN 3).

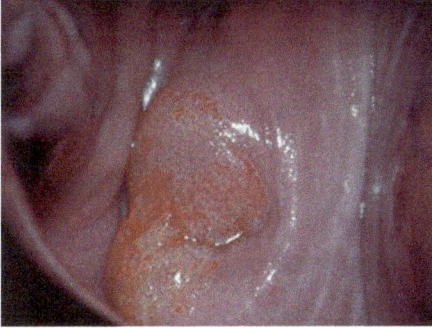

Abb. 64: Vaginale, im oberen Anteil scharfrandige Läsion mit unregelmäßiger Oberfläche (Histologie: VAIN mit frühinvasiven Anteilen).

12.1 Vulvoskopie

Mit dem Übergang zum Introitus vaginae beginnt die Vulvoskopie. Im unbehaarten Epithel des Introitus und der Labien gelten ähnliche Beurteilungskriterien wie für die Vagina. Eine physiologische Besonderheit sind die Genitalpapillen (Hirsuties genitalis). Dabei handelt es sich um träubchenförmige Epithelstrukturen, die mit Kondylomen verwechselt werden können und damit oft unnötig therapiert werden. Die Essigprobe ist geeignet um z. B. bei Symptomen wie Juckreiz und Brennen eine floride Infektion sichtbar zu machen.

Häufigster pathologischer Befund an der Vulva und perianal zwischen Pubertät und Menopause sind Kondylome als Zeichen

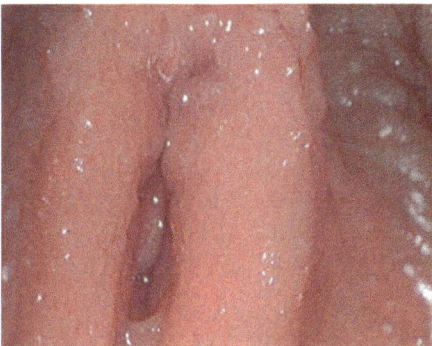

Abb. 65: Ausgedehnte Genitalpapillen (Hirsuties papillaris), die sich nach Essigprobe nicht weiß anfärben (physiologischer Befund, Mikropapillomatose).

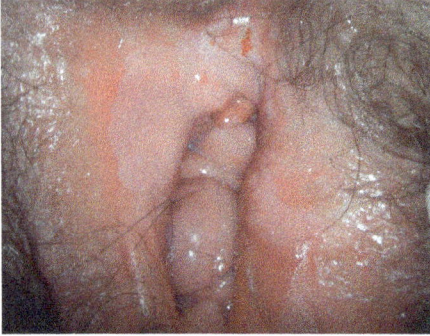

Abb. 66: Zarte Essigreaktion um den Introitus mit Punctum maximum (Kratzeffekte und stärkere Essigweißfärbung) im Bereich der Clitoris. (Histologie: keine VIN, hr-HPV-positiv).

einer sexuell übertragenen HPV Infektion mit den Virustypen 6 und 11. Morphologisch überwiegen die spitzen Kondylome (Condylomata acuminata). Obwohl es sich um benigne Neoplasien handelt, ist die klinische Symptomatologie belastend, das gilt insbesondere für den sexuellen Kontakt (Dyspareunie) und in der Schwangerschaft. Unter diesem Aspekt ist für die primäre Prophylaxe des Zervixkarzinoms durch Impfung der tetravalente Impfstoff zu favorisieren, da gleichzeitig ein Schutz gegenüber den low-risk HPV Typen 6 und 11 erzielt wird. Ein größeres Problem stellen die flachen subklinischen Kondylome dar. Sie werden oft erst nach

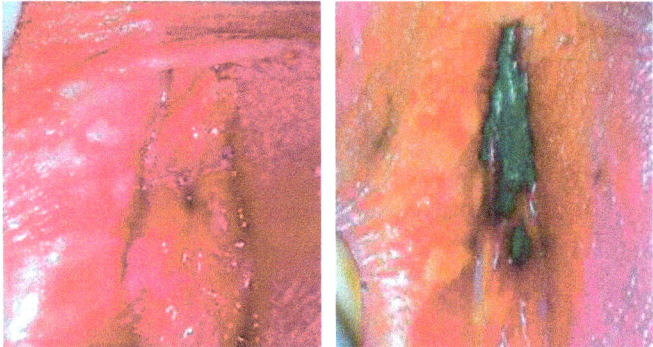

Abb. 67: Essigweiße subklinische flache Kondylome, Labium majus (links). Gleicher Befund nach Jodprobe (rechts).

Einwirkung von Essigsäure oder Lugol'scher Lösung sichtbar. Da in diesen Kondylomen neben den HPV Typen 6 und 11 auch onkogene Viren nachgewiesen wurden, ist die differenzialkolposkopische Suche nach höhergradigen abnormen Befunden erforderlich.

Bereits im Jahr 2004 hat die ISSVD eine neue VIN-Klassifikation vorgeschlagen. Die frühere VIN 1 umfasst kondylomatöse und reaktive Läsionen als Reaktion auf HPV und wird nicht mehr als Präneoplasie geführt. Entsprechend entfallen die früheren Therapieempfehlungen bei VIN 1. Die VIN-Grade 2 und 3 wurden in einer VIN Gruppe zusammengefasst. Sie werden nach den Kriterien differenziert und undifferenziert unterschieden. Der differenzierte VIN-Typ ist überwiegend HPV negativ. Die Läsion ist vorwiegend am behaarten Epithel lokalisiert und betrifft überwiegend die ältere Frau. Demgegenüber ist der undifferenzierte VIN-Typ HPV positiv und am haarlosen Epithel lokalisiert. Er betrifft vorwiegend die jüngere Frau. Sonderformen der intraepithelialen Neoplasie am äußeren Genitale sind weiterhin der Morbus Paget und das Melanoma in situ. Am haarlosen Vulvaepithel sind in VIN Läsionen Punktierungen und Mosaikbezirke zu finden, die für die Differenzialkolposkopie aber im Vergleich zur Zervix uteri eher untergeordnet sind. Wichtiger dagegen sind Leukoplakien und Pigmentierungen. Die Bildserie Abb. 68–70 zeigt eine VIN mit den Möglichkeiten einer Differenzialkolposkopie.

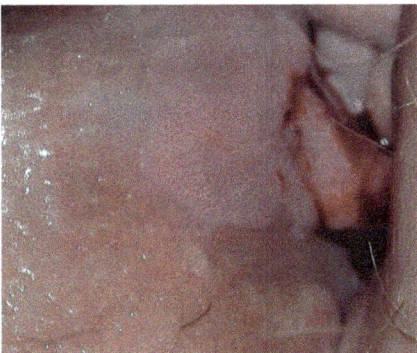

Abb. 68: Essigweißes Areal mit zarter Punktierung am Introitus rechts (Foto: Ch. Koßagk, mit freundlicher Genehmigung).

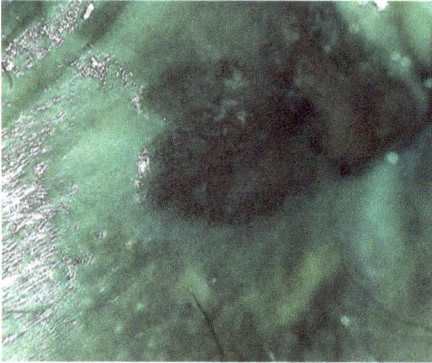

Abb. 69: Gleicher Befund mit Grünfilter zur kontrastreicheren Darstellung der Rotanteile. Die Lichtreflexe verdeutlichen die Niveaudifferenz des erhabenen Epithels.

Differenzierte VIN-Läsionen am behaarten Epithel sind vorwiegend an Hyperkeratosen und Pigmentierungen zu erkennen. Diese sind in ausgedehnten kondylomatösen Läsionen an der Vulva auch die überwiegende Orientierungshilfe vor der Biopsie (Abb. 71, 72, 73).

Abbildung 74 zeigt ein kreisrundes Vulvakarzinom mit atypischen Gefäßen und Randwall innerhalb eines VIN Areals mit erhabenen Leukoplakien (Hyperkeratosen). Epithelatypien im perianalen Bereich sind wie an der Vulva durch scharf abgegrenzte flache oder prominente Läsionen gekennzeichnet (Abb. 75). Zur Abklärung von verdächtigen Herdbefunden, insbesondere dann,

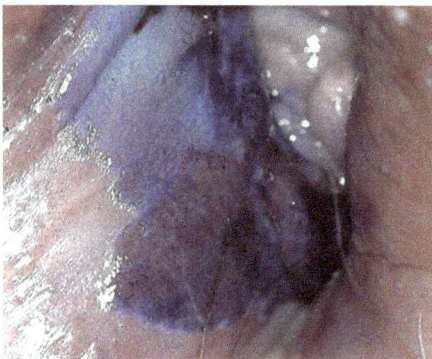

Abb. 70: Gleicher Befund nach Einwirkung von Toluidinblau.

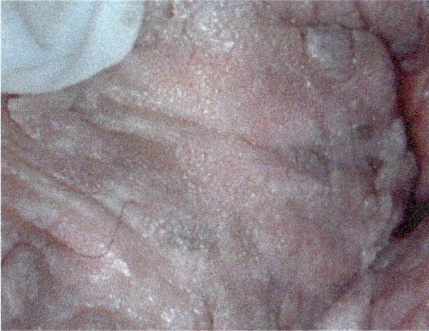

Abb. 71: Großflächige kondylomatöse Läsion mit Pigmentierungen (Histologie: keine VIN).

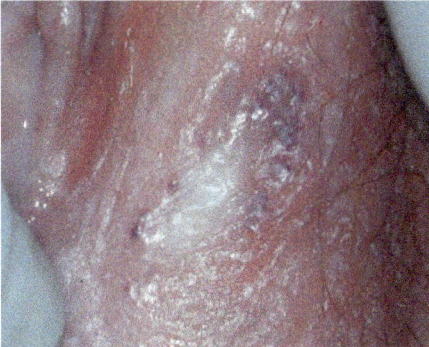

Abb. 72: Leukoplakie (Hyperkeratose) und Pigmenteinlagerungen in einer differenzierten VIN (Histologie: VIN, hr-HPV negativ).

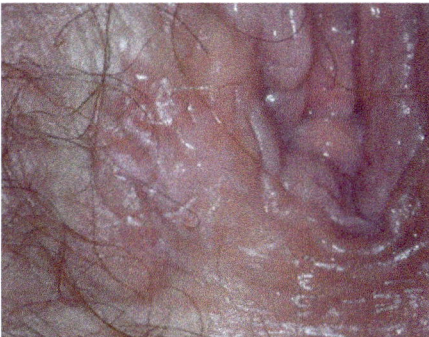

Abb. 73: Rötliches, essigweiß-erhabenes Epithel rechts an der hinteren Kommissur am Übergang zum behaarten Epithel (Histologie: Undifferenzierte VIN, hr-HPV positiv).

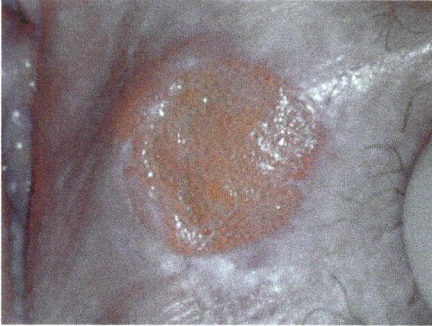

Abb. 74: Vulvakarzinom mit Gefäßatypien und Randwall innerhalb eines VIN Areals mit leukoplakischen Herden.

wenn diese weiter von der Vulva entfernt lokalisiert sind, empfiehlt sich immer ein Konsil mit dem Dermatologen, der unter Nutzung seiner Erfahrungen mit Hilfe des Dermoskops oft bereits ohne Biopsie zu einer Diagnose kommt.

Merke: Die aktuelle VIN Klassifikation unterscheidet nur noch kondylomatöse Läsionen (früher VIN 1) und eigentliche VIN ohne die frühere Graduierung in VIN 2 und 3. Die VIN ist vorwiegend durch Farbton (Erythroplakie, Leukoplakie, Pigmentierung) und scharf abgegrenzte Niveaudifferenzen gekennzeichnet.

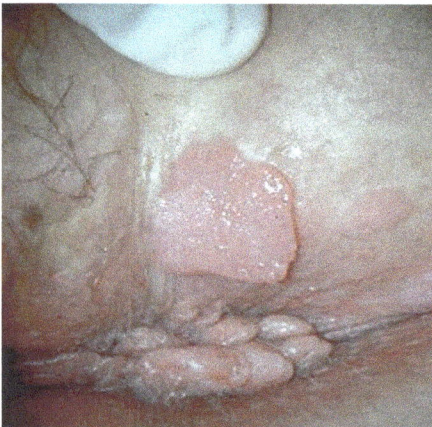

Abb. 75: Perianale intraepitheliale Neoplasien. Am rechten Bildrand ist eine leicht rote flache AIN zu erkennen. Histologie: hochgradige intraepitheliale Atypie (AIN 3).

13. Kolposkopie in der Schwangerschaft

Unter dem Hormoneinfluss der Schwangerschaft kommt es an der Portio zu Schleimhautproliferationen (adenomatöse Hyperplasie) und einer verstärkten Vaskularisation (livide Verfärbung) mit gesteigerter Vulnerabilität. Die PZG ist überwiegend auf der Ektozervix gut einsehbar und lässt die metaplastische Umwandlung gut erkennen. Schwangerschaftsspezifische Reaktionen im Stroma können geringgradige essigweiße Verfärbungen bedingen.

Das Gesamtbild dieser physiologischen Deziduosis zeigt damit einige kolposkopische Kriterien des geringgradig abnormen Epithels. Die Deziduosis wird nach neueren Empfehlungen der Gruppe I (Physiologische Befunde) der IFCPC-Klassifikation zugeordnet. Es fehlen hingegen die Zeichen einer höhergradigen CIN, wie eine starke Essigreaktion, grobes Mosaik und grobe Punktierung so wie Gefäßatypien. Sofern diese abnormen Befunde (ma-

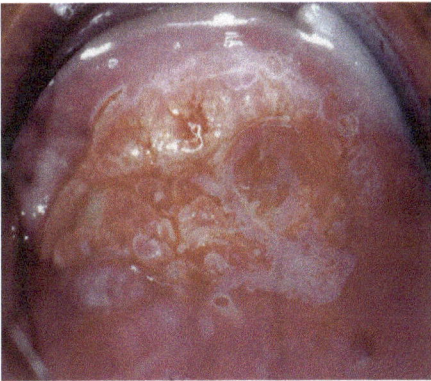

Abb. 76: Physiologische Deziduosis in der Schwangerschaft. Stärker vaskularisiertes livides Plattenepithel, vollständig einsehbare PZG mit polypös adenomatöser Reaktion des Zylinderepithels, Metaplasie und zart essigweißer Reaktion bei 12 Uhr.

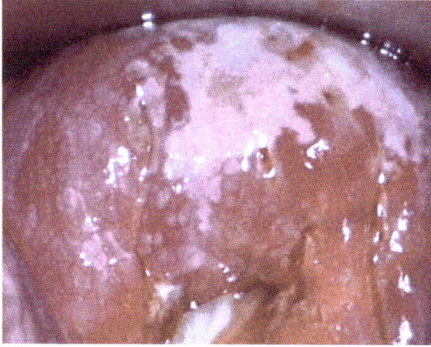

Abb. 77: Livide Portio mit adenomatöser Hyperplasie des Zylinderepithels. Vollständig einsehbares Areal mit starker Essigreaktion und
grobem Mosaik an der vorderen Muttermundslippe Kolposkopische
Verdachtsdiagnose: major change Läsion ohne Hinweise auf Frühinvasion. Empfehlung: kurzfristige Kontrolle, definitive Abklärung post
partum. (Foto: P. Schomann, mit freundlicher Genehmigung).

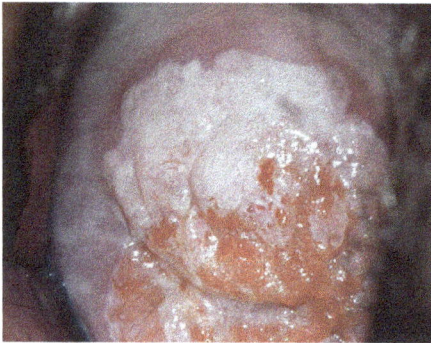

Abb. 78: Vollständig einsehbares hochgradig abnormes Epithel mit
stark essigweißer Reaktion, Niveaudifferenzen und Einblutung (major
change). Invasion kolposkopisch nicht auszuschließen. Biopsie bei
12 Uhr, Histologie CIN III. Konisation sechs Wochen post partum
(CIN II).

jor change, Grad II) vorhanden sind, ist eine Differenzialdiagnostik unter Einbeziehung von Zytologie, hr-HPV Status und gegebenenfalls Biopsie notwendig. Alle präinvasiven Neoplasien (CIN,
ACIS) werden kontrolliert und erst nach der Schwangerschaft de-
finitiv behandelt. Die Differenzialdiagnostik in der Schwangerschaft dient allein dem Ziel eine Invasion auszuschließen. Nur
der Nachweis einer Invasion macht kurzfristige Therapieentschei-
dungen zwingend notwendig. Dieses Prozedere kennzeichnet die
Bedeutung einer Differenzialkolposkopie in der Gravidität.

Merke: Kolposkopische und zytologische Befunde werden in
der Schwangerschaft eher überschätzt. Alle intraepithelialen
Neoplasien werden in der Schwangerschaft kontrolliert und erst
nach deren Beendigung therapiert.

14. Interventionelle Kolposkopie – Biopsie und Therapie unter kolposkopischer Sicht

Das klinische Prozedere unterscheidet die kolposkopischen Befunde nach folgenden Kriterien:

- **Kolposkopie zur CIN-Diagnostik an der Zervix ungeeignet**
Kolposkopie Gruppe IV, PZG auch mit Zervixspreizer nicht einsehbar (T-Zone) Typ 3).
Maßnahmen: endozervikaler Zellabstrich (Cytobrush), Zervixabrasio, HPV Test.

Nach dieser ersten Selektion verbleiben zwei Gruppen:

- **Kontrollbefunde:** abnorm minor change (syn.: geringgradig abnorm, low-risk, Grad 1) und
- **Biopsiebefunde:** abnorm major change (syn.: hochgradig abnorm, high-risk, Grad 2)

Physiologische, sonstige und geringgradig abnorme Befunde (CIN I) werden nach unterschiedlichen Zeitintervallen kontrolliert. Alle höhergradigen Befunde müssen histologisch abgeklärt werden.

Biopsie: Für die Knipsbiopsie an der Zervix uteri stehen geeignete Biopsiezangen zur Verfügung. Diese müssen scharf sein, um Quetschartefakte am Biopsiepartikel zu vermeiden. Vorteile bieten bajonettförmig abgewinkelte Zangen (nach S. Seidl), die den Blick auf das abnorme Epithel nicht verstellen.

In der Praxis einer Dysplasiesprechstunde erfolgt die elektrochirurgische Probeentnahme unter Verwendung geeigneter Schlingen (Loop). Sie wird oft in gleicher Sitzung mit einer definitiven Therapie als sogenanntes see- and- treat- Konzept kombiniert. Das gilt insbesondere dann, wenn primär das Ziel einer Resektionsbiopsie verfolgt wird. Die EFC empfiehlt dieses Vorgehen nur unter der Vorbedingung, dass in der Ergebnisstatistik einer Dysplasiesprechstunde eine Übereinstimmung von prätherapeutischer

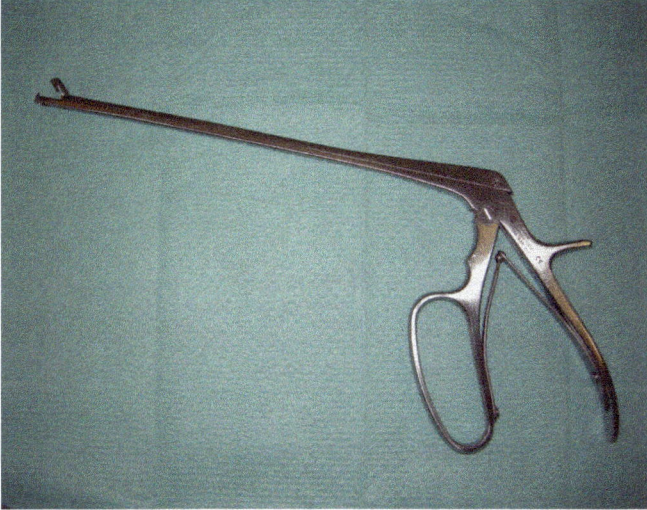

Abb. 79: Biopsiezange.

Diagnostik (target-biopsy) mit der definitiven Histologie von >85 % erreicht wird, andernfalls wäre die zu erwartende Anzahl von Überbehandlungen nicht vertretbar. Unter der gleichzeitigen therapeutischen Zielstellung einer primär kompletten Entfernung eines Atypieareals (R0 Resektion) im Rahmen einer Biopsie bleibt das Skalpell besonders an der Vulva und am Vaginalepithel ein unverzichtbares Instrument.

Biopsien im unteren Genitaltrakt sind in lokaler Infiltrationsanäs-thesie ambulant durchführbar. Hilfreich bei Zervixbiopsien ist das sogenannte „Hustenmanöver", bei dem die Patientin aufgefordert wird, im Moment der Knipsbiopsie zu husten. Neben der Ablenkung der Patientin wird der Uterus durch den Einsatz der Bauchpresse in Richtung der Biopsiezange gedrückt. Eine Blutstillung ist in der Regel nicht erforderlich. Notfalls kann für kurze Zeit eine Tamponade erfolgen. Von einigen Kolposkopikern wird die Monsel'sche Lösung oder -Paste zur Blutstillung empfohlen. Nach elektrochirurgischen Eingriffen empfiehlt sich die Kugelelektrode zur Blutstillung.

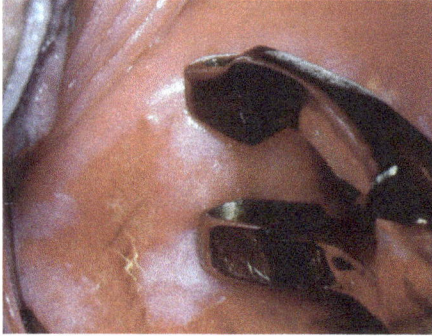

Abb. 80: Branchen der Zange in situ bei Portiobiopsie am Punctum maximum.

Bei Biopsien an der Vaginalwand oder der Vulva kann eine chirurgische Nahtversorgung mit feinstem Nahtmaterial notwendig werden.

Merke: Die kolposkopisch gezielte (Target-) Biopsie erreicht in der Hand des geübten Kolposkopikers eine Übereinstimmung >80 % mit dem definitiven histologischen Befund.

14.1 Zervixabrasio (ECC)

Bei allen Befunddiskrepanzen, insbesondere einer suspekten Zytologie ohne kolposkopischen Befund konzentriert sich die Suche auf die Endozervix. Für die Abklärung intrazervikaler Befunde stehen der Zellabstrich mit der Bürste oder eine ECC zur Gewinnung einer Gewebeprobe zur Verfügung.

Gynäkologen mit Zytologiekenntnissen kommen mit dem Zellabstrich aus und verzichten weitgehend auf eine ECC. Die endozervikale Abklärung kann anlässlich einer resektiven Therapie (Konisation, LLETZ) routinemäßig am Restkanal durchgeführt werden. Sollte der Morphologe den endozervikalen Rand als nicht frei von Atypie beschreiben, so gibt ein bereits vorliegender negativer ECC-Befund Sicherheit für die Nachsorge. So kann ein Zweiteingriff zunächst vermieden werden. Für die ECC stehen feinste

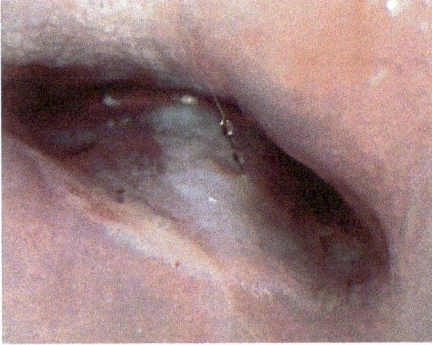

Abb. 81: Kolposkopisch geringgradig abnormes Epithel am Übergang zur Endozervix. Wiederholt Pap IVa. Zwei Biopsien aus dem rechten Muttermundswinkel ohne CIN. ECC: CIN III im Zervikalkanal.

Endocuretten zur Verfügung, die ohne Dilatation des Zervikalkanals und ohne ernsthafte Komplikationen angewendet werden können.

Merke: Die ECC kann eine CIN übersehen, erfasst aber mit hoher Sicherheit die Invasion.

14.2 Vulvabiopsie

Biopsiezangen sind an der Haut überwiegend bei erhabenen Läsionen geeignet.

Für die Biopsie an der Vulva werden scharfe Stanzen mit unterschiedlichen Durchmessern bevorzugt. Am Punctum maximum der Läsion wird unter Drehung ein Gewebezylinder bis in das Stroma hinein ausgestanzt und mit dem Skalpell oder der Schere abgelöst. Handelt es sich um kleinere Einzelherde, so bietet sich auch eine flache Exzision in toto an. Diese kann nach der Unterspritzung (Aquadissection) eines Lokalanästhetikums mit dem Laser oder Skalpell erfolgen und dabei der individuellen Form der Läsion gut angepasst werden oder es wird eine flache Loopexzisi-

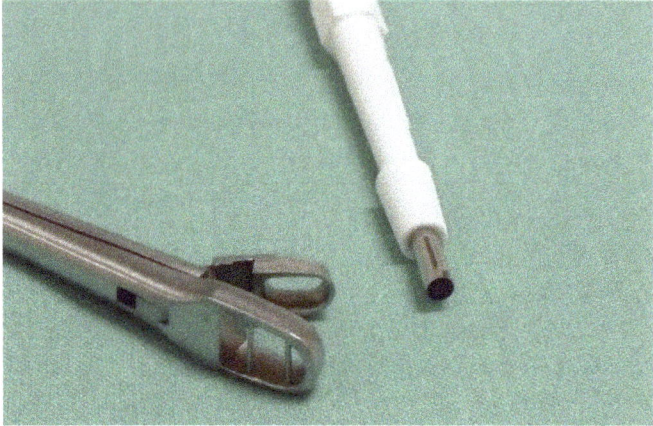

Abb. 82: Branchen einer Biopsiezange und Stanze für die Vulvabiopsie. Der Vergleich veranschaulicht den durch die Stanzbiopsie verursachten geringfügigen Gewebedefekt.

on durchgeführt. Dieses Vorgehen ermöglicht bei VIN oft die Kombination von Diagnostik und definitiver Therapie in einer Sitzung.

Merke: Für Gewebeentnahmen an der Vulva oder Perianalregion sind Stanzbiopsien am besten geeignet.

14.3 Therapiemethoden

Für die Therapie von CIN, ACIS und VIN stehen die Destruktion (Ablation) des Oberflächenepithels oder dessen Entfernung (Resektion) zur Verfügung. Gleichgültig ob Kryotechnik, Elektrotechnik, Laser oder Resektionen mit dem Skalpell eingesetzt werden, ausschlaggebend für eine vollständige Entfernung und niedrige Rezidivraten ist vorrangig die Qualifikation des Operateurs. Diese bezieht sich auf die Indikationsstellung und zielgerichtete Therapie und damit maßgeblich auf die kolposkopischen Kenntnisse.

Die Oberflächendestruktion von CIN ist an Voraussetzungen gebunden.

Vorbedingungen für eine Oberflächendestruktion (ablative Therapie):

- PZG vollständig einsehbar (T-Zone 1 und T-Zone 2)
- kein Invasionsverdacht (zytologische, kolposkopische und morphologische Vorbefunde)
- keine vom Zylinderepithel ausgehende Neoplasie (ACIS)
- Ausschluss einer Schwangerschaft
- Zustimmung der Patientin mit Bereitschaft zur Nachsorge

Merke: Oberflächendestruktionen erfordern immer die vorherige Entnahme einer Gewebeprobe.

Chemische Oberflächendestruktionen werden mit Erfolg zur Behandlung von Kondylomen eingesetzt (Eisen-3-chlorid, Podophyllin, Argentum). Eine pharmakologische Therapie der CIN mit topischer Anwendung von Imiquimod (Aldara®) ist in Erprobung (off-label-use).

Die Kryotherapie, bei der unter Nutzung von flüssigem Stickstoff mit hoher Kälteeinwirkung Epithel zerstört wurde, ist weitgehend verlassen. Die wenig zielgenaue und sehr oberflächliche Gewebedestruktion mit starkem, oft langandauerndem Fluor waren deutliche Nachteile. Gegenüber der immer noch dominierenden Messerkonisation ermöglichen moderne elektrochirurgische Techniken ein schonenderes Vorgehen.

Merke: Die Messerkonisation sollte weitgehend durch elektrochirurgische Methoden ersetzt werden. Nahttechniken nach Konisation sind obsolet.

Die für eine Elektroresektion verwendeten unterschiedlich geformten Schlingen (Loop) sind für die individualisierte Entfernung großflächiger Läsionen mit endozervikaler Ausdehnung oft ungenügend angepasst, bedingen häufiger Residuen im Schnittrand und machen daher öfter eine Nachresektion notwendig. Ther-

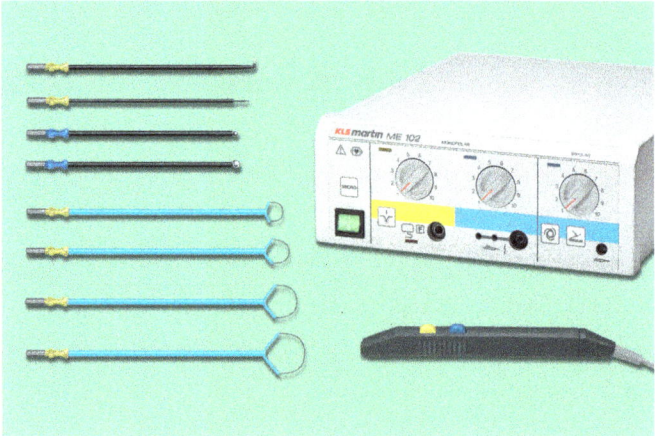

Abb. 83: Hochfrequenz-Elektrochirurgiegerät und ein Sortiment von Elektroden (Kugel, Nadel, Schlingen) (KLS Martin).

mische Artefakte im Randbereich elektrochirurgischer Resektate sind unter Verwendung moderner mikroprozessorgesteuerter Geräte zu vernachlässigen. Diese passen sich während der zügigen Schlingenführung automatisch der Gewebedichte an und verhindern so eine längerdauernde thermische Einwirkung.

Die Abbildung 83 zeigt ein Standard HF-Gerät mit verschiedenen Elektroden (Nadel, Kugel und Schlingen).

Merke: Die Kombination von Elektroresektion und kolposkopisch gelenkter Laservaporisation bietet das ideale Sanierungskonzept für die CIN und VIN Therapie.

14.4 Konisation

Seit 1970 waren diagnostische oder therapeutische Konisation die Standardmethoden. Gegenwärtig sollte eine diagnostische Konisation insbesondere bei vorhandenem Kinderwunsch nicht mehr erfolgen. Die Indikationsstellung zur Konisation erfolgt auf der

Grundlage von Zytologie, Kolposkopie und Histologie nach Targetbiopsie. Die therapeutische Konisation ist bei ausgedehnten, höhergradigen und vor allem endozervikalen Läsionen und frühinvasiven Karzinomen der Stadien Ia1 und Ia2 (Einhaltung von Vorbedingungen) indiziert.

Indikationen zur Konisation:

- Endozervikale Läsionen (>CIN 2, PZG nicht einsehbar, ACIS)
- CIN 3 mit Befall von 3–4 Quadranten (fakultativ)
- Befunddiskrepanzen von Zytologie, Kolposkopie, Biopsiehistologie und high-risk HPV
- Mikroinvasive Plattenepithel- oder Adenokarzinome Stadium Ia1 (unter Beachtung von Vorbedingungen ohne oder mit pelviner Lymphadenektomie)
- Mikroinvasive Karzinome Stadium Ia2 und dringender Kinderwunsch: Konisation/Trachelektomie und obligate endoskopische pelvine Lymphadenektomie

Nach abgeschlossener Reproduktion kann die Indikation zur Konisation großzügiger gestellt werden. Aus Sicht der morphologischen Aufarbeitung und im Interesse einer Resektion mit freien Abtragungsrändern (R0), bleibt die Konisation der bevorzugte Eingriff. Angaben des Morphologen zu atypischen Befunden, die bis an den Schnittrand heranreichen oder durch die der Schnittrand geführt wurde, erfordern einen intensiven Dialog mit dem Kliniker. Die früher übliche Reflex-Rekonisation bei Restbefunden ist heute obsolet. Ektozervikale Residuen nach Konisation lassen sich kolposkopisch und zytologisch gut kontrollieren und durch Oberflächendestruktion nachbehandeln. Bei Verdacht auf endozervikale Residuen können zunächst ein zytologischer Abstrich (Cytobrush) oder eine ECC vorgeschaltet werden.

Merke: Vom Zylinderepithel ausgehende Präneoplasien (ACIS) erfordern immer eine vollständige Entfernung (R0 Resektion).

Entgegen einer lange Zeit vertretenen Auffassung bedingt die Konisation eine Spätmorbidität mit erhöhten Frühgeburten und Untergewichtigenraten. Diese sind nicht von der Technik der Konisation (Skalpell, LLETZ, Laserkonisation) abhängig, sondern allein mit der Konustiefe >10 mm und einem höheren Konusvolumen korreliert.

Merke: Die Konisation erfordert kolposkopische Kenntnisse und ist keine Anfängeroperation.

Abhängig von der Schnittführung sind ekto- oder endozervikale Restbefunde möglich, die auch seitlich in der Tiefe liegen können. Abbildung 85 zeigt den Zustand nach einer Konisation, bei der die fehlerhafte Schnittführung durch ein grobes Mosaik erfolgte. Patientinnen mit Normalbefunden von Kolposkopie und Zytologie, sowie einem negativem hr-HPV-Test nach Konisation können frühzeitig wieder in die übliche jährliche Kontrolle übernommen werden.

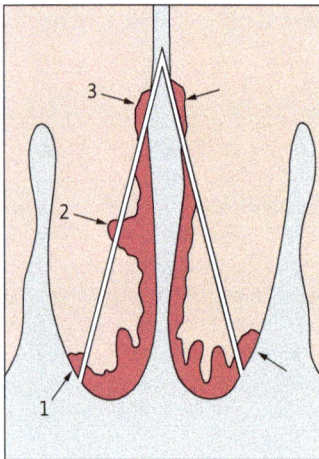

Abb. 84: Schema fehlerhafter Schnittführung bei der Konisation mit Restbefunden (Pfeile) ektozervikal (1) und endozervikal (3) sowie seitlich an der Konusbasis (2) (R1- bzw. R2-Resektion einer CIN).

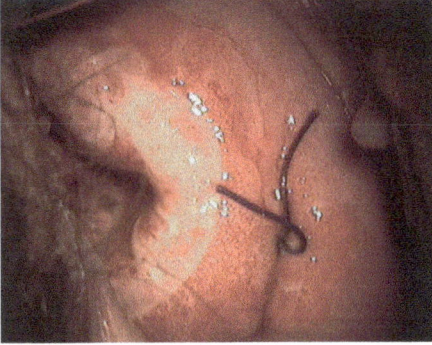

Abb. 85: Helleres zentrales Resektionsareal nach Konisation. Die fehlerhafte Schnittführung ist durch das grobe Mosaik erfolgt. Der linke Haltefaden liegt innerhalb des abnormen Epithels (Histologie: CIN III mit Frühinvasion, nach drei Seiten keine freien Ränder).

15. Reproduzierbarkeit und diagnostischer Wert der Kolposkopie

Die Übereinstimmungsrate kolposkopischer Befunde (Reliabilität) verschiedener Untersucher (u. a. bei „major" bzw. „minor changes") wird in zahlreichen Publikationen als moderat bis gut angegeben (kappa-Wert >0,6). Der kappa-Wert berücksichtigt hierbei die Zufälligkeit in der Übereinstimmung bestimmter Befunde. Der Nachweis erfolgte durch wissenschaftliche Studien mittels digitaler Kolposkopie und Telekolposkopie. Die Reliabilität ist allerdings bei größeren high-grade Läsionen, höhergradiger CIN und „major changes" besser als bei kleinen low-grade Befunden, „minor changes", CIN I, einem adenocarcinom in situ, einem ACIS bzw. einem invasiven Adenokarzinom, einer Mikroinvasion, HPV-Infektion, mangelnder Erfahrung in Kolposkopie und technisch schlechten Voraussetzungen. Mehrere Studien haben gezeigt, dass kolposkopische Scores aus mehreren Kriterien (Farbe, Gefäßmuster, Ausmaß der Jodfärbung, Dicke der Läsion, Kontur u. a.) die Reproduzierbarkeit nicht wesentlich verbessern.

Der diagnostische Wert einer Methode (Testgüte) hängt von einem mathematisch ermittelten Optimum im Verhältnis von Sensitivität (Erkennung erkrankter Personen von Kranken) zur Spezifität (Erkennung gesunder Personen von Gesunden) und wird durch ROC/AUC-Analysen ermittelt. Viele diagnostische Methoden in der Medizin sind von eingeschränktem Wert, da bei hoher Spezifität eine nur geringe Sensitivität aufweisen (und vice versa). Auch die Kolposkopie hat dieses Problem. Die Sensitivität ist hoch bei geringer Spezifität. Werden in dem Modell hingegen lediglich CIN II und CIN III als „krank" bewertet und Patientinnen mit einer CIN I den Zervixgesunden zugeschlagen, steigt der ROC/AUC-Wert deutlich an. Graphisch lässt sich in den ROC-Kurven der Testgütenwert durch Bestimmung der AUC ermitteln. Die Methode, die in den diagnostischen radiologischen oder labortechnischen Verfahren (Röntgen, CT, MRT, PSA) seit langem etabliert ist, wurde mittlerweile auch an der Kolposkopie angewandt. Die

ROC/AUC weist hierbei in mehreren Metanalysen bei zytologisch auffälligen Zervixbefunden für die Erkennung einer high-grade CIN Werte von 0,82–0,87 auf (Abb. 86). Werte, wie sie nur von wenigen diagnostischen Verfahren in der Medizin erreicht werden. Senkt man in der Kolposkopie den Schwellenwert zur Erkennung einer „krankhaften Veränderung" auf eine CIN I ab, sinkt die ROC/AUC auf nur noch tolerable Werte ab. Die Kolposkopie ist damit nicht ausreichend in der Lage, eine CIN I von einer gesunden Zervix zu unterscheiden. Klinisch bedeutet dies, dass ein kolposkopisch schwach essigweißes Epithel, ein zartes Mosaik oder eine zarte Punktierung, sowohl eine leichte Dysplasie oder ein HPV-infiziertes Epithel als auch eine physiologische Variante an der Zervix darstellen können. Im Screening erfüllt die Kolposkopie mit einer ROC/AUC von 0,58 nicht die Voraussetzungen für einen breiten Einsatz.

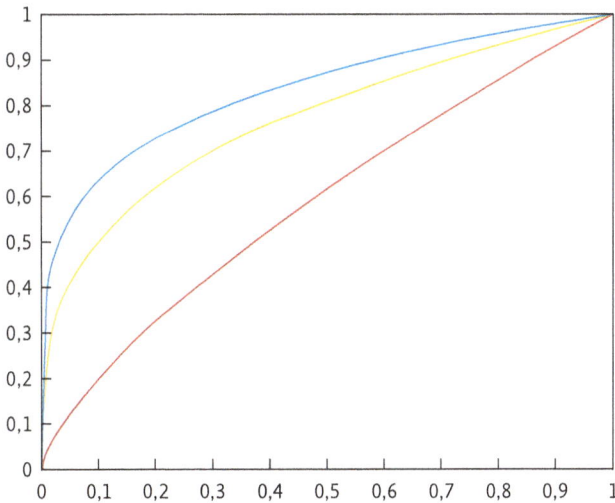

Abb. 86: Testgüte der Kolposkopie (Blaue Kurve: CIN II/III ROC/AUC 0,87); Gelbe Kurve für CIN I-III (ROC/AUC 0,77); Rote Kurve für Screening (ROC/AUC 0,57).

16. Dysplasiesprechstunde

Die Bezeichnungen Dysplasiesprechstunde und Dysplasiezentrum sind rechtlich geschützt (AG-CPC). Eine Dysplasiesprechstunde ist eine zertifizierte Fachambulanz (www.dysplasiezentren.de). Sie wird von einem Facharzt für Gynäkologie und Geburtshilfe geleitet, der nach den Vorgaben der AG-CPC ein Kolposkopiediplom erworben hat. Die Zertifizierung ist zusätzlich zu der personengebundenen Qualifikation ihres Leiters an Mindestfallzahlen von CIN/VIN-Patientinnen pro Jahr gebunden. Neben der notwendigen technischen Ausstattung erfolgt eine standardisierte Befunddokumentation, die für eine externe Qualitätssicherung vorbereitet ist.

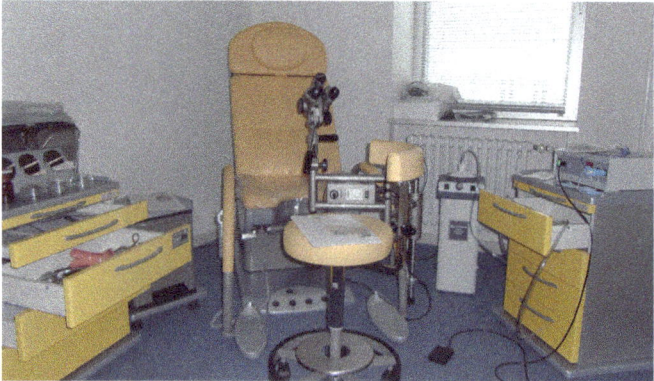

Abb. 87: Arbeitsplatz in der Dysplasiesprechstunde (Kolposuite, Leisegang, Berlin).

17. Nationale und internationale Leitlinien zur Kolposkopie

Zahlreiche Länder haben zur Kolposkopie Leitlinien herausgegeben. Einige haben sie mit Evidenzleveln (Oxford Level of Evidence, LOE) und Empfehlungsgraden für die jeweiligen Bethesda-Klassifikationen und Risikosituationen (u. a. ASCUS, AGUS, LSIL, HSIL, Schwangerschaft, Immundefizite) versehen. In der EFC sind 32 europäische Länder assoziiert. In mehrjährigen Abständen werden Kongresse abgehalten. Die von der EFC herausgegebenen Leitlinien zur Kolposkopie berücksichtigen europäische Besonderheiten im Weiter- und Ausbildungssystem unter besonderer Berücksichtigung geltender EU-Regeln und der Freiheit in der Ausübung des ärztlichen Berufs in den Mitgliedsländern. Weltweit sind die nationalen Kolposkopiegesellschaften in der IFCPC zusammengeschlossen, die alle drei Jahre einen Kongress abhält. In Deutschland hat die AG-CPC Leitlinien zur Kolposkopie publiziert (u. a. www.ag-cpc.de) und für alle Pap-Grade (Münchner-Nomenklatur) und Risikokonstellationen (u. a. HIV, HPV, Schwangerschaft) Empfehlungen herausgeben. Ihre Aufnahme in die S-Leitlinien der AWMF steht noch aus.

Internationale und europäische wissenschaftliche Gesellschaften für Kolposkopie:

- American College of Obstetricians Gynecologists (ACOG)
- American Society for Colposcopy and Cervical Pathology (ASCCP)
- National Health Service Cervical Screening Program (NHS CSP) (englische Leitlinien)
- International Federation of Cervical Pathology and Colposcopy (IFCPC)
- European Federation for Colposcopy (EFC)
- Arbeitsgemeinschaft für Zervixpathologie und Kolposkopie (AG-CPC) (D)

- Arbeitsgemeinschaft für Kolposkopie (A)
- Arbeitsgemeinschaft für Kolposkopie und Zervixpathologie (CH)

Deutsche Empfehlungen und Leitlinien zur Kolposkopie der AG-CPC (Auszug):

- Klassifizierung der Zytologie, Kolposkopie und Zervixtumoren nach den Nomenklaturen München II (Zytologie), Barcelona 2002 (Kolposkopie) und WHO (Zervixtumoren)
- wissenschaftliche Datenlage unter Kosten-Nutzen-Gesichtspunkt nicht ausreichend für Kolposkopie im primären Screening
- Kolposkopie bei allen pathologischen (Pap IIID, Pap IVa, Pap IVb, Pap V), unklaren (Pap III, Pap IIw) Pap-Gruppen und allen „nicht adäquaten Zervixzytologien" (schlechte Qualität, eingeschränkte Beurteilbarkeit, zu wenig Zellen, Fehlen endozervikaler Drüsenzellen bzw. Metaplasiezellen).
- Kolposkopie beim klinisch sichtbaren Zervixkarzinom (zur Festlegung der Resektionsebenen an der Vagina außerhalb einer ev. begleitenden VAIN/ Karzinom)
- Kolposkopie zur Vermeidung eines overtreatments (u. a. CIN I) bei mehrfachem Pap IIID
- kolposkopisch kontrollierte Konisation (interventionelle Kolposkopie) zur Vermeidung zu großer Resektatvolumen bei kleiner CIN (erhöhtes Frühgeburtenrisiko) und nicht austreichender Resektion der CIN (R1-Resektion)
- Kolposkopie bei immunsupprimierten Frauen (Organtransplantation, HIV)
- Kolposkopie bei Frauen mit bekanntem positivem HPV-Test
- Biopsien an Portio, Zervix, Vagina und Vulva unter kolposkopischer Sicht
- keine zwingende Nachresektion bei R1-Resektion einer CIN II/III im Konus
- zwingende Nachresektion bei R1- Resektion eines ACIS im Konus
- Bei Pap IVa und CIN II/III in der Schwangerschaft keine Konisation

18. Ausblick und Entwicklungen in der Kolposkopie

Die Kolposkopie hat in Deutschland über viele Jahre ein Schattendasein geführt. Das bisher vergebliche Bemühen, Inzidenz und Mortalität des Zervixkarzinoms nach den anfänglich großartigen Erfolgen des zytologischen Screenings weiter zu senken, hat nur begrenzten Erfolg gezeigt. Der Verzicht auf die Kolposkopie in der Abklärung auffälliger oder unklarer zytologischer Befunde muss als einer der Gründe angeführt werden. Die Einstellung zur Bedeutung der Kolposkopie hat sich hingegen mittlerweile geändert; junge Gynäkologinnen und Gynäkologen erlernen mit Begeisterung die Grundlagen der Methode an Hand von Kursen und Seminaren. Die Arbeitsgemeinschaft für Zervixpathologie und Kolposkopie (AG-CPC), als mittlerweile mitgliederstärkste wissenschaftliche Arbeitsgemeinschaft in der Deutschen Gesellschaft für Gynäkologie und Geburtshilfe (DGGG), erfreut sich weiter zunehmender Mitgliederzahlen und die gut besuchten Jahrestagungen der AG-CPC zeugen von klinischem und wissenschaftlichem Interesse an der Kolposkopie und Zervixpathologie. Es ist davon auszugehen, dass einerseits durch Fort- und Weiterbildungsmaßnahmen der Ärztinnen und Ärzte, andererseits durch Vorgaben der Gesundheitspolitik und Qualitätssicherungsmaßnahmen die Kolposkopie in der Überwachung und Therapie von Präcancerosen des unteren Genitaltraktes und bei Risikokonstellationen für ein Zervixkarzinom an Bedeutung gewinnen wird und damit flächendeckend in Deutschland zur Anwendung kommt.

Die Bedeutung der Kolposkopie ist hiermit allerdings nicht erschöpft. Die zunehmende publizistische Aktivität auch deutscher Autoren in deutschen und anglo-amerikanischen Zeitschriften zur Kolposkopie, auch im Bereich experimenteller Medizin, deutet auf einen Paradigmenwandel hin. Die noch offenen Fragen zu biologischen, morphologischen und molekularen Vorgängen der HPV-Infektion, zur CIN und zum Zervixkarzinom werden nur unter Zuhilfenahme der Kolposkopie gelöst werden können.

Die Kolposkopie kann mit zahlreichen weiteren diagnostischen Methoden kombiniert werden. Hierzu zählen die digitale und Videokolposkopie, die sich gut für Videokonferenzen und Telekolposkopie, für die Lehre, Aus- und Weiterbildung und Befunddokumentation eignen. Die Fluoreszenzdiagnostik nach Applikation von Porphyrinvorstufen (5-Aminolävulinsäure) ermöglicht die Erkennung von präcancerösen Läsionen im Kolposkop und bei der photodynamischen Therapie (PDT) kommt es nach einer phototoxischen Reaktion in dysplastischen Zellen, die die Porphyrine angereichert haben und anschließender durch Laserlicht angereicherter Immunfluoreszenz zu einer Destruktion der CIN, während das angrenzende gesunde Gewebe geschont wird.

Die Kolposkopie stellt zudem die Grundlage und den Goldstandard für die Erprobung neuer Medikamente und Therapien bei der CIN dar, da sie als einzige Methode die Lokalisation und Ausdehnung einer krankhaften Läsion objektivieren kann. Die Kombination der Kolposkopie mit oberflächenverstärkter Raman-Spektroskopie (Surface enhanced Raman Spectroscopy, SERS) zur Diagnostik von oberflächlichen Haut- und Schleimhauttumoren (Melanom, CIN), befindet sich noch im experimentellen Stadium. Mit der Raman-Kolposkopie der Portio, einer bio-physikalischen, nicht-invasiven, molekularen Diagnostik mit spektroskopischer Abbildung der Summe der Moleküle in den Zellen, können gesunde Zellen von Zellen einer CIN unterschieden werden. Allerdings sind unter Normalbedingungen die Signale molekularer Marker auf Grund ihrer geringen Konzentration zu schwach, um in der Raman-Kolposkopie messbare Signale zu erhalten und damit auf die Dignität einer Zelle zu schließen. Erst die oberflächenverstärkte SERS führt zu einer Signalverstärkung um den Faktor $10^3 - 10^6$ und damit zu einer Identifikation von Molekülen, die gesunde und entartete Zellen (CIN, Karzinom) charakterisieren. Größere Studien haben international und in Deutschland, u. a. an der Charité Berlin, die Planungsphase bereits überschritten, so dass bereits 2011 mit der Veröffentlichung erster Daten gerechnet werden kann.

www.ingramcontent.com/pod-product-compliance
Lightning Source LLC
Chambersburg PA
CBHW042311210326
41598CB00041B/7356